Therese von Schwarzenberg

Mein Weg zurück ins Leben

Eine Ärztin berichtet, wie es ihr gelang, innere Stärke zu bewahren und ihre Kraft gegen ihre schwere Krankheit zu mobilisieren

WILHELM HEYNE VERLAG
MÜNCHEN

HEYNE SACHBUCH
19/2058

Bildnachweis:
Photo auf Seite 130: Wolfgang Wieland
Alle anderen Bilder und Stiche
stammen aus Privatbesitz

Umwelthinweis:
Dieses Buch wurde auf
chlor- und säurefreiem Papier gedruckt

Ungekürzte Taschenbuchausgabe im
Wilhelm Heyne Verlag GmbH & Co. KG, München

Printed in Germany 1996
Umschlagillustration: Pedro Kramreiter
Umschlaggestaltung: Atelier Ingrid Schütz, München
Druck und Verarbeitung: Pressedruck, Augsburg

ISBN 3-453-08321-0

Inhalt

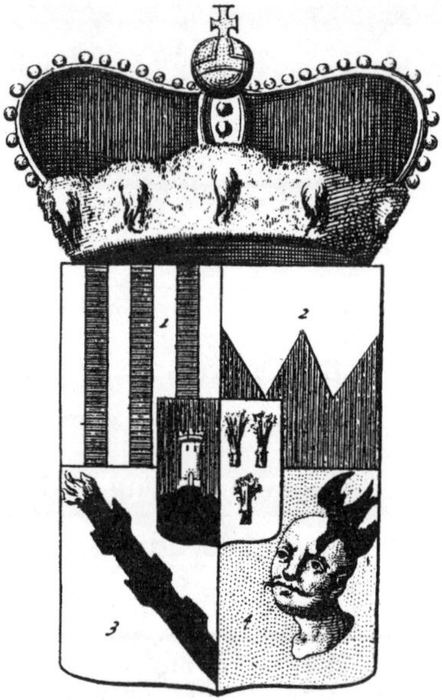

Fürstlich Schwarzenbergisches Wappen

Danksagung

Ich möchte mich an dieser Stelle
bei den vielen Menschen bedanken,
die bei meiner Rehabilitation
mitbeteiligt waren.
Ohne Glaube, Hoffnung und Liebe
wäre sie nicht möglich gewesen.
Diese Kategorien aber hat man nur,
wenn man sie auch gleichzeitig
durch sein Umfeld erfährt.
In dieser Hinsicht
war ich wahrhaftig privilegiert.
Ich kann sie alle gar nicht aufzählen
und beim Namen nennen,
die vielen Menschen,
die mir geholfen haben.
Ich kann ihnen nur
danken:

Danke, danke,
vielen Dank!

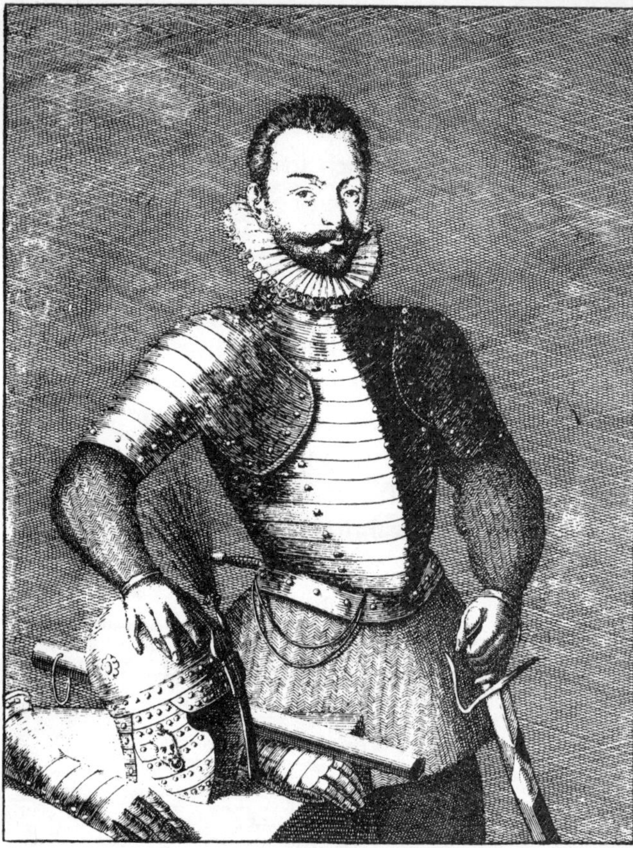

Ferdinand Graf Hardegg

Ein Ahne meldet sich

Einem einfachen Mann in Böhmen erschien im November 1992 ein Ahne aus der gräflichen Familie Hardegg, meiner väterlichen Abstammung. Er trug seinen abgetrennten Kopf und seine rechte, ihm abgeschlagene, Hand in der ihm verbliebenen linken. Daran erkannten wir Ferdinand Graf Hardegg, kaiserlicher Feldoberst, kaiserlicher Hofkriegsrat und Kommandant zu Raab. Der einfache Mann in Böhmen wußte das nicht. Er wunderte sich über die seltsame Erscheinung. Nach langem Zögern entschloß er sich zu einer Reise nach Prag, um meinem Mann, damals Kanzler der Tschechischen und Slowakischen Republik unter Vaclav Havel, davon zu berichten. Mein Mann hörte aufmerksam zu, und als er eines Tages nach Wien kam, erzählte er mir von dem Vorfall.

Bei dem Hardeggschen Ahnen handelte es sich, wie gesagt, um Ferdinand Graf Hardegg, dem die Verteidigung der Festung Raab gegen die Türken vom Kaiser anvertraut worden war. Eine äußerst verantwortungsvolle und schwierige Aufgabe, war es doch die letzte große Festung vor den Toren Wiens, die der Türken Vormarsch aufhalten konnte.
Die Geschichte weiß zu berichten, daß Ferdinand Hardegg sich nach langem, überaus tapfer geführten Kampf dafür entschieden hatte, die Festung Raab, der Übermacht weichend, den Türken zu überlassen. Ein wesentlicher Grund für diesen Entschluß war auch die ausbleibende Besoldung seiner hauptsächlich aus Söldnern bestehenden Truppe. Die so dringend benötigten kaiserlichen Geldmittel waren nur zögernd und unzureichend gekommen.

In der "Chronica des ungarischen Kriegswesens, 1615" hingegen wird von Verrat gesprochen:
"Unter dessen haben die Türken Freitag den 23 September die Vestung Raab Morgens früh bis in die Nacht wie auch die folgenden zeen Tage Sambstag und Sonntag ernstlich mit stürmender Hand angegriffen … Und obwohl die in der Besatzung sich jederzeit so lange die Belagerung geweret, ganz freudig mit ihrer gegnwären und schiessen gezeigt und den Feind jedesmal zurückgetrieben derselben viel erschlagen. So hat doch endlich Graf von Hardeck, Oberst zu Raab – (welcher wie nachher offenbar, mit dem Sinan Bassa einen heimlichen, verräterischen anstand gehabt) –, weil er zuvor der unseren flucht und verlust ihres Lagers gesehen und ihm keine Entsatz zukom-

men, sich mit seinen darum ligenden Haupt und Befehlsleuten, zu wider derselben Eydespflicht, dahin vereiniget und verglichen, dass sie dem Sinan Bassa die Vestung mit Condition aufgeben, ..."

Für diese Tat wurde dem Grafen in Wien der Prozeß gemacht, der mit seiner Verurteilung zum Tode durch Enthauptung endete. Auszug aus der "Chronica" über die Urteilsverkündung:
"... Alsdann dem Scharffrichter in seine Hand antworten, der ihn an die gewöhnliche Richtstatt führen, die rechte Hand, mit der er geschworen, und die Capitulation unterschrieben habe, abhauen, dieselbe an eine eisene Stange auf die förderste Pastey zu ewiger gedechnuss aufstecken, hernach den Grafen zwischen Himmel und Erde an einen Strang aufhencken, bis er vom Leben zum Tod erwürgt, und sein Leib drey Tage nacheinander die Sonne bescheinen lassen, endlich wiederumb ablösen und zur Erde bestallen soll. ..."
Selbst für die damalige Zeit dürfte das ein über Gebühr hartes Urteil gewesen sein, denn etliche hochgestellte Persönlichkeiten verwendeten sich beim Kaiser, um Gnade für den Grafen zu erbitten. Letztendlich entschloß sich dieser, das Urteil zu mildern, und dem Grafen wurde folgende kaiserliche Gnade gewährt:
"... daß er erstlich auf den Platz der Hof, genannt, geführet, allda ihm die rechte Hand und der Kopf gleichzeitig angehawen werden soll, hernach sein Cörper samt der Hand und Kopff zur Erde bestattet werden. Im übrigen soll es bei dem Urtheil bleiben."
Das Urteil wurde am 16. Juni 1595 vollstreckt. Der Scharfrichter verwendete zur Hinrichtung ein vergol-

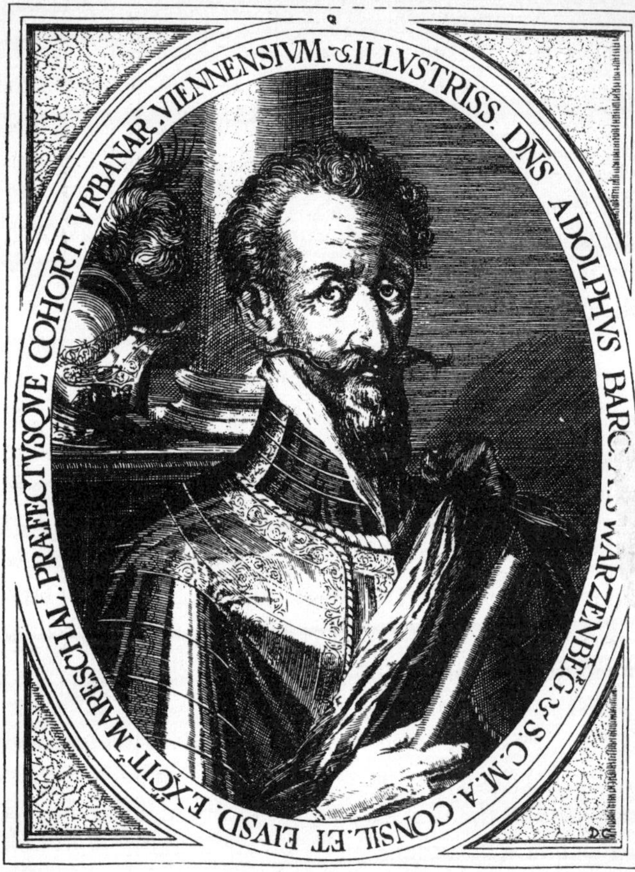

Adolph Graf Schwarzenberg

detes Schwert. Des Grafen Freunde hatten es eigens für diesen Anlaß anfertigen lassen.
Mein Mann hat immer behauptet, dieses Urteil sei ein krasser Justizirrtum, und der Prozeß des Grafen, der zwei Jahre währte, widerspiegle nur allzu auffällig die Intrigen am Wiener Hof.
Der Nachfolger von Ferdinand Graf Hardegg im Kommando war Adolph Graf Schwarzenberg. Es gelang ihm, die Festung Raab im nächtlichen Handstreich zurückzuerobern. Seit damals ziert ein Türkenkopf, auf dem ein schwarzer Rabe sitzt, das Schwarzenbergsche Wappen. Adolph Schwarzenbergs Karriere, die so vielversprechend begonnen hatte, endete unrühmlich. Er wurde von seinen eigenen Söldnern umgebracht, wegen ausbleibender Besoldung.
Auch in diesem Fall hatte es Erzherzog Matthias, der spätere Kaiser, unterlassen, rechtzeitig die notwendigen Geldmittel zu schicken. Das waren die ersten Berührungspunkte unserer beiden Familien.

Die Erscheinung des Ferdinand Hardegg ging mir, damals noch pumperlgesund, nicht aus dem Kopf. Was wollte er? Er wollte uns doch sicherlich etwas mitteilen! Aber was nur?
Mir fiel Arnold Keyserling ein, mit dem ich befreundet war. Ich wußte von seinem "Telephon zum Himmel". Er selber sagt scherzhaft von sich, er habe das "rote Telephon". Er konnte als Medium die Botschaft meines Ahnen erhalten und aufschreiben.
Arnold Keyserling kam eine Woche vor meinem Unfall zu mir, und ich bat ihn nachzufragen, was Ferdinand Hardegg von uns wollte beziehungsweise was

er uns mitteilen wollte. Noch heute erschüttert mich, was Arnold Keyserling aufschrieb.
Ferdinand Hardegg meldete sich sofort und begann seine Botschaft mit einer ausführlichen Rechtfertigung seiner militärisch-strategischen Überlegungen bezüglich der Festung Raab, die ja, wie gesagt, letztendlich von ihm den Türken überlassen worden war. Dann ging die Botschaft weiter: „... und du, liebe Thesi, wirst eine nicht minder schwere Aufgabe zu bewältigen haben, aber du wirst Kopf und Hand behalten!"
Ich konnte damals mit dieser Aussage überhaupt nichts anfangen. Ich würde Kopf und Hand behalten? Und was war das für eine Aufgabe, von der er sprach? Ich empfand mein Leben nicht als so schwierige Aufgabe, zumindest nicht vergleichbar mit dem, was mein Ahne zu bewältigen gehabt hatte. Sicherlich hatte es zeitweise Schwierigkeiten gegeben, aber konnte man deswegen von einer schwierigen Aufgabe sprechen?
Ich sinnierte noch darüber nach, als Arnold Keyserling meinte, er wolle mein Horoskop sehen. Seit zwanzig Jahren liegt mein Horoskop in meiner Schreibtischlade. Griffbereit, aber nicht sonderlich beachtet.
Er sah es sich genau an und meinte dann: „Du hast zwei bis drei sehr, sehr mühsame Jahre vor dir; aber dann ist alles gut. Reine Energie, reine Energie!" Er machte dabei seine typische Handbewegung.
Ich erinnere mich, daß ich betroffen war. Ich war sogar sehr betroffen.
Ich wollte es mir aber nicht eingestehen, denn ich wollte nicht betroffen sein. Dieser Satz: „Du hast zwei bis drei sehr, sehr mühsame Jahre vor dir", war so ein-

dringlich und intensiv gesprochen worden – augenblicklich wußte ich, daß da etwas dran war. Ich ahnte auch, daß es gefährlich war. Mein Herz krampfte sich zusammen, und ich hatte Angst.
Nochmals versuchte ich, diesen Satz von mir wegzuschieben; ich wollte keine mühsamen Jahre vor mir haben. Doch der Satz vibrierte im Raum, als würde er wieder und wieder ausgesprochen werden. Als wäre er selbständig geworden.
Endlich kam mir mein kausal-analytisch geschulter Intellekt mit einer Erklärung zu Hilfe, die mich vordergründig beruhigte: Natürlich, das war es! Genaue Zeitangaben waren immer Schwachstellen in einem Horoskop. Daher lagen, in meinem Fall, die sehr, sehr mühsamen Jahre selbstredend hinter mir.
Ich war nicht richtig beruhigt. Mein Bewußtsein hämmerte die Version von den vergangenen, mühsamen Jahren meinem Unbewußten ein. Das Unbewußte jedoch ist immer stärker, und so fuhr ich, nur vordergründig beruhigt, am nächsten Tag nach Turrach, um dort mit meiner Familie Weihnachten zu feiern.

Am 28. Dezember 1992 passierte das Unglück.
Kopf und Hand habe ich tatsächlich behalten.

Der Unfall

Seit meinem Unfall sind sechs Monate vergangen, und ich beginne mit meinem Bericht. Ich sitze das erste Mal wieder vor meinem kleinen Computer. Ich trage zwei Ledermanschetten zur Stabilisierung meiner Handgelenke und mache mit zwei Fingern links und zwei Fingern rechts die ersten Tippversuche. Immer wieder verfehle ich die Tasten, und meine Arme ermüden schnell. Mehr als eine Seite pro Tag schaffe ich nicht. Aber ich habe Zeit. Viel Zeit habe ich jetzt.

Es war ein herrlicher Wintermorgen. Die Sonne war strahlend hinter den Bergen aufgegangen und hatte die tiefverschneite Landschaft in gleißendes Licht getaucht. Frohgelaunt verließen wir, nach einem ausgiebigen Frühstück, das Turracher Forsthaus, um Schi zu fahren. Es war Weihnachten, und wir waren in Ferienstimmung. Ich freute mich auf den Schitag und blinzelte mit den Augen, weil mich die Helligkeit des Schnees blendete, als wir mit dem Auto den Paß hinauf auf die Turracher Höhe fuhren.

Ich war eine begeisterte und gute Schifahrerin und verbrachte am liebsten die Ferientage mit Kindern und Freunden in den Bergen. An diesem 28. Dezember 1992 begleiteten mich mein jüngster Sohn Karl-Philip und zwei seiner Freunde. Wir scherzten, lachten und genossen unbekümmert den schönen, aber klirrendkalten Wintertag. Nachdem wir einige Stunden unterwegs gewesen waren, meldeten sich bei den Kindern und bei mir Hunger- und Durstgefühle, und so bogen wir ein letztes Mal vor dem Mittagessen zur Kornockabfahrt ab. Die Kornockabfahrt beginnt mit dem einzigen Steilhang, den die Turracher Höhe aufzuweisen hat, und diesen bin ich bestimmt viele Hunderte Male in meinem Leben gefahren. Ich kenne jede Neigung dieses Hanges, jeden Schneemugel und die Schneequalität, die ich zu erwarten habe. Ich weiß, wo der Wind über scharfe Kanten den Schnee in flache Mulden weht und lamellenartige Strukturen an der Schneeoberfläche hinterläßt. Ich weiß, wo es vereist sein kann, und ich kenne die aperen Stellen im Frühjahr. Ich weiß, wo die Steine hervorschauen. Ich kenne den Hang bei Neuschnee, Bruchharsch, weichem Schnee oder Eis. Ich kenne den Hang bei eisiger Kälte und in der milden, österlichen Frühlingsluft. Ich kenne die Schatten, die er wirft in der Vormittagssonne und abends, wenn es dunkel wird. Ich glaube sogar alle Gerüche dieses Hanges zu kennen.

Es ist mein Hausberg, und an diesem Vormittag fuhren wir das dritte oder vierte Mal zu diesem einzigen Steilhang der Turracher Höhe. Die Piste war sehr hart, stellenweise eisig mit abwechselnd hartgepreßtem Schnee. Wir waren aber bis dahin problemlos gefahren, die Buben manchmal hinter, manchmal vor mir, sicher und locker auf den Schiern stehend.

Ein herrlicher Tag.

Gemächlich bogen wir zum Steilhang ab.

Bis heute kann ich nicht rekonstruieren, wie es zu dem Sturz kam: Ich bin weder schnell noch in irgendeiner Weise riskant gefahren. Ich weiß nur, daß ich einfach beim zweiten Schwung oben im Steilhang den Schi verlor und Kopf voran, über meinen eigenen Fuß stolpernd, den Hang hinunterfiel, ein Sturzflug von zirka 50 bis 60 Meter. Während des Fallens dachte ich noch, ich müsse unbedingt den verbliebenen Schi nach unten bringen. Das war zwar bestimmt richtig gedacht – jedoch kaum war es mir geglückt, bohrte sich dieser Schi in einen Schneemugel, wodurch ich in die Luft katapultiert und gegen einen eisigen Gegenhang geschleudert wurde. Der Aufprall meines Nackens war verbunden mit einem furchtbaren Schmerz. Als ich letztendlich, gegen einen Lattenzaun geschleudert, liegenblieb, hatte ich ein eigenartig summendes Geräusch in meinem ganzen Körper, den Körper selber aber spürte ich nicht mehr.

Ich wußte, ich war querschnittgelähmt.

In diesen dramatischen Sekunden hatte ich ein ganz unerwartetes Gefühl: Es war mir, als fiele alle Schwere dieser Welt von meinen Schultern. Zwar wußte ich sofort, daß ich schwer verletzt war, jedoch überwog das

Gefühl der Leichtigkeit. Gleichzeitig öffnete sich der Himmel. Das war alles sehr angenehm und überhaupt nicht beängstigend. Ich dachte an die zwei bis drei äußerst mühsamen Jahre, die man mir vorausgesagt hatte. Aber eigentlich begannen sie ja gar nicht so mühsam ...

Mein kleiner Sohn und die Rettungsmaschinerie zogen mich auf die Erde zurück.

Ich versuchte, meinen Körper zu bewegen. Doch das totale Lähmungsgefühl war vernichtend. Einzig mit den Unterarmen konnte ich eine geringfügige Wackelbewegung durchführen. Tränen quollen mir aus den Augen, und ich bat, mir die Schibrille herunterzunehmen.

Mein kleiner Sohn beugte sich besorgt über mich und meinte, als er meine Tränen sah, es würde schon nicht so arg sein. Vielleicht habe ich ein gequältes Lächeln zustande gebracht, auf jeden Fall zog er seinen Anorak aus und breitete ihn über mich. Das war mir ganz recht, denn man sah dadurch meine schlaff herabhängenden Arme nicht. Ich konnte nicht mehr viel sprechen und erinnere mich nur, daß ich ständig wiederholt habe:

„Rührt meinen Kopf und Hals nicht an, ich bin querschnittgelähmt."

Inzwischen kam die Rettungsmaschinerie mit erstaunlicher Effizienz in Gang. Das verdanke ich dem großartigen Einsatz des Schischulleiters der Turracher Höhe. Es wurde ein Hubschrauber angefordert, schon eine halbe Stunde später hörte man das knatternde Geräusch in der Luft. Der Pilot drehte eine Runde

über unseren Köpfen und flog wieder davon. Daraufhin hörte ich einen überaus erregten Wortwechsel per Funk, mit dem Hinweis, daß hier die schwerverletzte Fürstin Schwarzenberg läge, und so wurde der Pilot überredet, direkt neben mir zu landen.
Das war kein leichtes Unterfangen, da dem Hubschrauber zwischen der Sesselliftstütze und dem steil abfallenden Hang nur ein kleines Plateau zur Landung zur Verfügung stand. Nicht auszudenken, was gewesen wäre, hätte der Hubschrauberpilot die Landung verweigert? Die Bergung per Akja wäre wegen der eisigen Schneeverhältnisse undurchführbar gewesen.
Die Alternative?
Eine Menschenkette, die mich zu Tal reicht?

Bei Rückenmarksverletzungen ist die schnelle Dekompression des Rückenmarks ein für die Prognose des weiteren Krankheitsverlaufs entscheidendes Kriterium. Da ich das wußte, registrierte ich alle Aktivitäten um mich mit großer Aufmerksamkeit.
Ich lag vollkommen bewegungsunfähig da.

Hin und wieder gab ich ein paar Anweisungen; sie betrafen vor allem meinen Hals beziehungsweise Nacken. Noch konnte ich mir den Leidensweg, der auf mich zukommen sollte, nicht vorstellen, aber ich ahnte schon viel. Ich öffnete noch einmal ganz bewußt die Augen, betrachtete den herrlichen Winterhimmel und dachte, daß ich diesen blauen Himmel sicherlich lange nicht mehr sehen werde. Ich sog tief die kalte Winterluft ein; dabei fiel mir auf, daß ich nur mit meinem Zwerchfell atmen konnte.

Die Rettungsmannschaft hat ordentliche Arbeit geleistet, außer daß der Notarzt mit Turnschuhen angeflogen kam und prompt der Länge nach vor mir hinfiel. Sie zogen eine Folie unter mich und legten mich in eine Plastikschale; das erste Mal allerdings verkehrt, und es wurde deswegen sehr viel herumgeschrien. Irgend jemand, ich nehme an der Notarzt, hielt aber meinen Kopf und Hals fest in seiner Hand, und so regte ich mich nicht weiter auf. Ein letzter Blick auf meinen kleinen Sohn Karl-Philip, der zusammengekauert und frierend neben mir hockte – er hatte ja seinen Anorak über mich gebreitet –, dann schloß ich wieder die Augen, denn nun konnte die Plastikschale, auf der ich endlich richtig lag, im Hubschrauber verankert werden.
„Ins Unfallkrankenhaus Klagenfurt!“ hörte ich rufen, dann flog der Hubschrauber knatternd davon. Mir war es recht.

Zwei Stunden nach dem Unfall lag ich in besagtem Unfallkrankenhaus auf dem Operationstisch, wo meine Halswirbelsäule in Narkose extendiert und im sogenannten "Halo" fixiert wurde.
Diese prompte medizinische Versorgung, nämlich die Entlastung des gequetschten Rückenmarks, hat in Amerika, namentlich in Houston, Texas, wo ich sechs Wochen nach dem Unfall landete, immer wieder die Bewunderung der Ärzte hervorgerufen. Ganz bestimmt wurde dadurch mein Krankheitsverlauf günstig beeinflußt. Wenn ich bedenke, an welch seidenen Faden meine Rettung gehangen hatte, als der Pilot anfangs nicht neben der Unfallsstelle landen wollte!

Die Röntgenaufnahmen meiner Halswirbelsäule ergaben, daß ich mir eine Luxationsfraktur des 5. Halswirbels zugezogen hatte. Doch nicht genug mit dieser an sich schon äußerst schweren Verletzung, bestand auch noch in diesem Bereich der Halswirbelsäule eine Verengung des Rückenmarkskanals, wodurch das Rückenmark komplett zerdrückt worden war.

Die Folgen einer derartigen Verletzung wurden meiner Familie in recht düsteren Farben dargestellt. Ein Leben im Bett oder günstigstenfalls im Rollstuhl hätte ich zu erwarten, gelähmt vom Hals abwärts.

Auch mir gegenüber war man nicht zimperlich, als ich in Klagenfurt in der Intensivstation aufwachte: „Ihr Rückenmark", meinte der Arzt, der die Extension meiner Halswirbelsäule in Narkose durchgeführt hatte, „ist zwischen C5 und C6 (dem 5. und dem 6. Halssegment) durchtrennt; Sie wissen ja als Ärztin, was das bedeutet, und je früher Sie sich damit abfinden, den Rest Ihres Lebens im Bett oder bestenfalls im Rollstuhl zu verbringen, umso besser ist das für Sie."

Patsch, das war es also. Kein Wort mehr; kein Wort des Trostes oder der Hoffnung. Auch kein Lächeln, auch kein Händedruck, den ich sowieso nicht gespürt hätte. Diesen Ausspruch: „Sie als Ärztin wissen ja bestens Bescheid!" und: „Je früher Sie sich damit abfinden ...", bekam ich noch etliche Male von Kollegen zu hören.

In Wirklichkeit bestand aber mein einziger Wunsch unmittelbar nach dem Unfall – und auch noch lange danach – darin, getröstet zu werden.

Ich wollte ausschließlich getröstet werden. Ich wollte, daß man meine Hand streichelte und mir Mut zusprach. Ich glaube, man muß jedem Kranken Hoffnung machen. Die Aufforderung, sich abzufinden, ist gleichbedeutend mit der Aufforderung, zu resignieren. Ein Arzt, der seinen Patienten auffordert, zu resignieren, ist zynisch. Zynismus hat in der Medizin nichts verloren.

Es ist schwer zu beschreiben, was ich nach dem Unfall fühlte oder dachte. Meist stand ich ja unter der Wirkung schwerer Medikamente und döste oder schlief einen traumlosen pharmakologischen Schlaf.

Von Anfang an waren meine Familie und ein paar wahrhaft gute Freunde, die zur Stelle waren, meine Hand hielten und mich trösteten, die entscheidende Hilfe für mich. Ich entwickelte sehr bald einen Abwehrmechanismus gegen alle Botschaften, die mir eine lebenslange, schwerste Behinderung in Aussicht stellten. Ich bekam davon in abundantem Maß. Sie haben aber den Kern meines Wesens niemals erreicht.

Es war eine Urkraft in mir, die sich kompromißlos dagegen stemmte.

Im Innersten wußte ich, daß ich Kräfte mobilisieren konnte, von denen der Arzt, der sich da gerade anmaßte, über mein zukünftiges Schicksal zu entscheiden, keine Ahnung hatte. Ich wußte, es gab Dinge zwischen Himmel und Erde, von denen wir uns keine Vorstellung machen.

So bewahrte ich mir innere Stärke.

Daher lächelte ich entweder mitleidig oder wurde wütend.

Unmittelbar nach dem Unfall war ich zu geschwächt und geschockt, um klare Gedanken fassen zu können, aber in den folgenden Wochen der praktisch totalen Paralyse klammerte ich mich an den Gedanken, daß mir der Himmel helfen würde, und es verdichtete sich die Absicht in mir, um meine Gesundheit zu kämpfen. Noch hatte ich keine Ahnung, wie.

Meine erste äußerlich sichtbar werdende Absichtserklärung in diese Richtung war die Abneigung gegenüber Menschen, besonders Ärzten, die meinen Fall als hoffnungslos beurteilten und sich anmaßten, mir das in einer mehr oder minder unsensiblen und selbstherrlichen Art kundzutun. Es ängstigte mich, und ich wollte es nicht hören.

Später wurde ich diesbezüglich immer sensibler und irritierbarer. Einmal habe ich sogar einem Rollstuhlpatienten, der mich freundlicherweise besuchen wollte, den Zutritt zu meinem Zimmer verweigert. Jegliche Solidarität, jeglichen Zusammenhang zwischen mir und einem Rollstuhl wies ich von mir. Ich wollte gesund werden, ich war nur vorübergehend gelähmt.

Natürlich war das eine gefährliche Einstellung. Die Natur meiner Verletzung sprach ihre eigene Sprache; die Heilung war ungewiß, ich wußte es.

Immer wieder stellte ich mir die Frage, warum gerade mir dieser Unfall passiert war. Eine gefährliche Frage, die entweder in grenzenlosem Selbstmitleid endete oder in endlosen Grübeleien. Was hatte ich in meinem Leben so falsch gemacht, daß ich jetzt diesem Lernprozeß unterzogen wurde? Antwort wußte ich keine.

"Krankheit als Weg!"

Bruchstückhaft gingen mir esoterische Gedanken durch den Kopf. Als Betroffene fiel es mir unendlich schwer, "Krankheit als Weg" – und ich setzte das gleich mit "Unfall als Weg" – zu akzeptieren. Ich konnte mir den Weg nicht vorstellen und wußte auch nicht, wohin er führen würde. Ich haderte mit meinem Schicksal und hoffte auf ein Wunder.

"Kranksein ist ein der Menschheit auferlegtes Gut."
Lange konnte ich mit diesem Satz nichts anfangen. Bis ich eines Tages wußte – er interpretiert die Ganzheit des Menschen. Unser Einssein mit der Natur, mit unserem Planeten, mit dem Kosmos. An diesem Naturgesetz oder an dieser Naturgewalt möchten wir uns so gerne vorbeischwindeln, weil wir uns als eigenständiges Individuum – und nur als solches – betrachten. Wir sind aber beides: Individuum und Teil des Ganzen. Es ist viel einfacher, Leid und Freude als Gegensatz zu verstehen und zu erleben, als ihre Ganzheit zu sehen, besonders als unmittelbar Betroffener. Kein Tag ohne Nacht, kein Licht ohne Schatten, keine Gesundheit ohne Krankheit.
Ich aber war betroffen und haderte.
Gott, dachte ich, wie leicht sagt sich das: "Krankheit als Weg", und wie unendlich schwer ist es, diesen meinen Unfall mit seinen fürchterlichen Folgen als Weg zu sehen.

Solche und ähnliche bruchstückhafte Gedanken gingen mir durch den Kopf, wenn ich nicht sowieso die Augen geschlossen hatte und mehr im Himmel war als auf dieser Erde. Ich hatte eine Art Kanal zum Himmel; es ging dort überaus lustig zu; ich hörte viel Lachen und immer diese wunderbare Musik. So lag ich meist mit geschlossenen Augen im Bett und ließ widerstandslos alle medizinischen Prozeduren über mich ergehen. Es ging mir nicht gut: Ich mußte beatmet werden, mein Herz schlug arhythmisch, die Nieren funktionierten schlecht.

Am Programm aber stand der Flug nach St. Gallen. Ihn mußte ich überleben, denn dort sollte ich von Prof. Magerl operiert werden.

Intensivstation St. Gallen

Die Nacht unmittelbar nach meinem Unfall verbrachte ich in der Intensivstation des Krankenhauses Klagenfurt. Ich erinnere mich nicht an sie.
Am darauffolgenden Morgen wurde ich zur operativen Versorgung ins Kantonalspital St. Gallen geflogen. Während des Fluges wachte ich nur einmal kurz auf. Ich erinnere mich an die Gesichter meines Mannes und des begleitenden Arztes, wie sie auf den Monitor starrten. Mich selber interessierte mein Zustand nicht sonderlich. Die Herztätigkeit und die Atmung waren unregelmäßig.
Ich träumte Konzerte. Ich wachte mit den Schlußakkorden auf. Eigentlich wollte ich gar nicht wach sein. Irgendwann einmal, dann wurde ich operiert.

Meine Erinnerung beginnt wieder mit dem Erwachen aus der Narkose. Ich befand mich in einem kleinen, mit Vorhängen abgegrenzten Abteil auf der Intensivstation des St. Gallener Kantonalspitals.
Dort hat man mir bestimmt das Leben gerettet, und doch ist die Erinnerung an diese Tage so schrecklich, daß ich mich am liebsten gar nicht daran erinnern würde. Das lag natürlich nicht an der Intensivstation, die medizinisch gesehen ausgezeichnet geführt und ausgerüstet war und mir wie gesagt das Leben gerettet hat, sondern es lag an meinem Zustand, aber auch an der Struktur einer solchen Station.
Als ich nach der ersten Operation, bei der der frakturierte 5. Halswirbelkörper mit einer Titanplatte verplattet und der Rückenmarkskanal so wiederhergestellt und die Halswirbelsäule stabilisiert wurde – als ich also nach dieser Operation aus der Narkose erwachte, war ich intubiert und konnte daher nicht sprechen; ich konnte mich aber auch nicht bewegen. Ich war ja tetraplegisch.
Ich hatte keine Möglichkeit, mich in irgendeiner Form bemerkbar zu machen, außer mit den Augen zu rollen.
Das wurde schließlich bemerkt. Die Ärzte haben sich über mich gebeugt und gefragt: „Wie geht es Ihnen?" Mir schien, als erwarteten sie sich gar keine Antwort, denn als sie keine bekamen, weil ich keine geben konnte – ich war ja immer noch intubiert und konnte daher nicht sprechen –, wandten sie sich anderen Dingen zu.
Und ich lag da und wollte ihnen dringend sagen, daß sie diesen ekelhaften Tubus sofort entfernen sollten,

weil mein Mund voller Schleim war, den ich ausspucken mußte, weil ich sonst erstickte. Ich wollte ihnen sagen, daß mich meine Nase juckte und ich sie nicht kratzen konnte, daß ich ein Kleenex brauchte, um mir die Tränen aus den Augen zu wischen, weil ich Schmerzen hatte, unerträgliche Schmerzen im rechten Bein. Meine Bewegungslosigkeit war grauenvoll.
Die Schmerzen waren grauenvoll.

„Aber wissen Sie als Ärztin nicht, daß man als Tetraplegiker keine Schmerzen hat?“ (Als Tetraplegiker werden Patienten bezeichnet, die eine hohe Rückenmarksverletzung haben und daher an allen vier Gliedmaßen gelähmt sind.) Es dröhnte in meinem Kopf. Kümmerte man sich deswegen nicht um mich?
Namenloses Entsetzen packte mich wegen meiner Tetraplegie. Ich war vom Hals weg gelähmt; nur eine geringfügige Wackelbewegung in beiden Unterarmen war mir geblieben.
In meinem Elend schloß ich die Augen, dann ging es mir besser: Ich begann den Turracher Winterhimmel zu sehen und mehr noch – er öffnete sich, und ich konnte ganz nach oben blicken. Immer hörte ich dieses frohe, fast ausgelassene Lachen und eine unglaublich schöne, eben eine himmlische Musik. Oder hört sich der Weltenäther so an? Es war mein Kanal nach oben.
Ich öffnete nur noch selten die Augen: wenn sich eines meiner Kinder über mich beugte, mein Mann oder mein langjähriger Freund. Es war eine große Beruhigung für mich, daß sie da waren. Ich fühlte mich geborgen in ihrer Liebe und Obsorge.

Der Alltag in der Intensivstation St. Gallen war tatsächlich besser mit geschlossenen Augen zu ertragen, und die sechs Tage, die ich dort war, verbrachte ich hauptsächlich im Halbschlaf. Wilde Träume verfolgten mich nachts, Träume, in denen ich Schi fuhr, Träume, in denen ich tanzte, Träume voll lustvoller Bewegung; wenn ich aufwachte, empfand ich meinen Körper als unerträglich qualvolles Gefängnis. Und allmorgendlich wiederholte sich das namenlose Entsetzen über meine Tetraplegie. Ich war ein einziger Schrei nach Bewegung.
Einmal saß ein Arzt an meinem Bett. Er war Schweizer, und ich begann unvorsichtigerweise ein Gespräch mit ihm, als sich herausstellte, daß er bei meiner Operation assistiert hatte. Ich wollte ganz einfach wissen, wie es war, und natürlich beschäftigte mich seine Meinung über meine Prognose. Tatsächlich antwortete er mir fast mit der gleichen Wortwahl wie in Klagenfurt: „Sie wissen ja als Ärztin, was es bedeutet ... Ihr Rückenmark ist bei dem Sturz durchtrennt worden, Sie werden Ihr Leben lang gelähmt bleiben, bestenfalls im Rollstuhl sitzen, und je früher Sie sich damit abfinden, umso besser ist es für Sie. Aber wissen Sie (ich glaube, jetzt wollte mich dieser Arzt auf seine Art trösten), viele Tetraplegiker lernen mit der Restfunktion ihrer Unterarme (um Gottes willen, das hab ich ja auch, durchfuhr es mich panikartig) und mit einem Saugnapf im Mund, einen Computer zu betätigen, und haben viel Spaß dabei." Dabei vollführte er mit seinen Unterarmen eine läppische Wackelbewegung, spitzte seine Lippen so zu, als hielten sie bereits besagten Saugnapf, während er seinen phallischen Rüs-

sel genüßlich kräuselte. „Wissen Sie", ging es weiter, „interessanterweise kommen bei Tetraplegikern (wieder dieses ominöse Wort) Depressionen selten vor."

Offenbar waren Tetraplegiker für ihn leicht kretinöse Menschen, die sich recht einfach mit einigen Brosamen unserer Zivilisation zufriedenstellen ließen. Ich hatte die Vision eines im Bett liegenden Tetraplegikers: Ein Computer schwebt über seinem Kopf, und im Mund baumelt ein Saugnapf.
Ich sah diesen Arzt fassungslos an und wußte zunächst nicht, was ich sagen sollte: Vor sechs Tagen war ich aus einem überaus aktiven, erfolgreichen, herrlichen, in Liebe geborgenen Leben herausgerissen worden; aus einem Leben mit einer großen Familie, einem noch größeren Freundeskreis, einem interessanten Beruf und einem Übermaß an Freizeitbeschäftigung – und dieser Arzt reduzierte mich gerade lächelnd auf ein Leben im Bett, mit einen Computer über meinem Gesicht und einem Saugnapf im Mund. Glaubte dieser Arzt denn wirklich, daß ich so kurze Zeit nach dem Unfall imstande sein würde, mich innerlich auf so ein Leben einzustellen? Glaubte er tatsächlich, daß er mir mit dieser unglaublichen Aussage in irgendeiner Form helfen würde, mich auf ein solches Leben einzustellen? Wollte er mir überhaupt helfen, oder wollte er mir nur das unabänderliche Schicksal kundtun?
Kam sich wahrscheinlich sogar noch irrsinnig gut dabei vor!
Da regte sich das erste Mal die Ur-Wut in mir, und ich forderte diesen Arzt auf, seinen Sitzplatz an meinem

Bett sofort zu verlassen und sich niemals, wirklich niemals wieder da hinzusetzen. Wenigstens über meinen Bettrand konnte ich noch eigenständig verfügen.
Meine Stimme war krächzend und unnatürlich hoch, denn ich war ja zwei Tage hindurch intubiert gewesen, aber sie war laut genug, um Pfleger und Schwestern aufgescheucht herumlaufen zu lassen. Mittlerweile hatte der Arzt mitleidig lächelnd seinen Sitzplatz verlassen.
Man wollte mich beruhigen.
Ich beruhigte mich aber nicht.
Und es dauerte lange, bis ich mich beruhigte. Ich weinte und weinte.
Ich schluchzte hemmungslos, ich wollte nicht mehr leben.
Aus diesem Erlebnis lernte ich. In Zukunft würde ich nicht mehr mit Ärzten über meine Prognose sprechen. Leider bin ich ein paarmal inkonsequent gewesen und habe mich über die naturwissenschaftlich exakten Prognosen im nachhinein geärgert und gekränkt.
Ich brauchte ganz einfach Trost und Hoffnung. Menschen, die meine Hand streichelten und mir sagten: Es wird alles wieder gut werden, es braucht nur seine Zeit.
Diesen Trost bekam ich von meiner Familie und von meinen echten Freunden im Übermaß, und dafür bin ich ihnen zutiefst dankbar.
Das war auch wichtig, denn die Zeiten wurden immer härter.
Anfangs glaubte ich noch an ein Wunder, etwa daß ich morgens erwachen würde und mich normal bewegen könnte. Je öfter ich in der Intensivstation erwachte,

umso mehr realisierte ich, daß dieses Wunschdenken fehl am Platz war. Ich begann jeden Morgen zu weinen: Der auf mich zukommende Tag erschien mir unerträglich.
Mein Schulter-Nacken-Bereich schmerzte entsetzlich, meine Hände hingen wie Bleiklötze an meinen Armen. Ich fühlte sie überhaupt nicht. Ich wußte auch nicht, wo sie gerade waren, es sei denn, ich konnte sie mit den Augen orten. Immer wieder kam es wie zu elektrischen Entladungen in den einzelnen Fingern. Ich glaubte dann immer, daß ich nun die Finger bewegen könnte.
Das war natürlich ein Irrtum.
Hatte ich die Augen geschlossen, vermeinte ich schwimmartige Bewegungen im Zeitlupentempo mit den Händen, besonders mit den Fingern, durchzuführen. Ich fragte dann nach, ob ich nicht diesmal meine Finger bewegt hätte. Einmal bejahte das mein Mann. Als ich ihn ansah, wußte ich aber, daß er gelogen hatte.
Der Weg in die Realität war so schwer.

Einmal waren zwei besonders teure Freunde bei mir, und ich bekam einen Hustenanfall. Da mein Brustkorb gelähmt war, war das Husten eine ungemein qualvolle Angelegenheit. Ich strengte mich so an, daß ich glaubte, der Kopf würde mir platzen. Dabei bekam ich einen Krampf in den Beinen und beugte beide Beine im Kniegelenk. Ich konnte es durch die Bettdecke sehen. Da schrie ich: „Meine Beine bewegen sich, meine Beine bewegen sich." Meine Freunde drückten meine Hand. Ihre Augen waren feucht.

Ein herbeieilender Arzt sagte, daß das ein ganz normaler Spasmus, sprich Krampf der Muskulatur, wäre und nichts zu bedeuten hätte. „Das ist keine echte Bewegung“, meinte er, und: „Spasmen werden Sie noch häufig haben!“
Ich genierte mich, weil ich das als Ärztin nicht gewußt hatte.
Wie wenig wußte ich doch über meine Krankheit!
Zu meiner Entschuldigung sei angeführt, daß ich mich während meiner gesamten medizinischen Karriere nur sehr am Rande mit neurologischen Problemen befaßt hatte. Mich faszinierte die Ganzheitsmedizin, die Naturheilverfahren im besonderen und die Homöopathie im speziellen.

Die Vorstellung von meinen normalen, aktiven Händen und Beinen, eigentlich von meinem gesamten Körper, war so lebendig, daß ich lange Zeit brauchte, um zu meinem gelähmten Körper eine Beziehung zu entwickeln.
In meinem Regenerationsprozeß waren es die Hände, die sich am langsamsten erholten.
Meine Beine waren gefühllos und gelähmt, doch schon am zweiten oder dritten Tag in der Intensivstation St. Gallen konnte ich meinen linken Glutäalmuskel (Gesäßmuskel) kontrahieren. Ich meldete dieses vielversprechende Ereignis sofort meinem behandelnden Arzt.
Als er kam, konnte ich die Kontraktion nicht reproduzieren.
Auch das mußte ich lernen, als allmählich vereinzelte Bewegungen zurückkamen. Es gingen ein bis zwei

Muskelkontraktionen, dann war wieder Ebbe für viele Stunden.

Ich begann unwillig zu werden. Ich war ein absolut gesunder Mensch gewesen und hatte Schmerzen praktisch nicht gekannt. Nun hatte ich höllische Schmerzen. Der Schmerz hatte sich zwischen den Schultern und in der rechten Hüfte festgefressen. Abgestützt mit vielen Polstern gab es eine Lage auf dem Rücken, die einigermaßen erträglich war.

In der Intensivstation St. Gallen machte man mir aber unverblümt klar, daß ich einen offenen Rücken bekommen würde, wenn ich mich nicht alle zwei Stunden wenden ließe, was mir entsetzliche zusätzliche Schmerzen bereitete.

Und ich wüßte ja, als Ärztin, was das hieße.

Ja, das wußte ich.

Wieder weinte ich und ließ mich wenden: zwei Stunden auf die rechte Seite, zwei Stunden auf den Rücken und zwei Stunden auf die linke Seite. Mein Biorhythmus in der Intensivstation.

Später, im Lorenz-Böhler-Spital in Wien, bekam ich eine spezielle Luftmatratze, auf der ich wesentlich seltener gewendet werden mußte. Ich empfand das als große Erleichterung.

Warum hatte man mir in St. Gallen nicht eine ähnliche Matratze gegeben?

Erst später in Houston stellte ich fest, daß die Frage der Matratze eine knifflige und gar nicht so leicht zu lösende ist.

Die Nächte waren wenig erholsam, und der Rhythmus: wenden, Schmerzen, umlagern, wiederholte sich unerbittlich.

Ich begann, morgens um Musik zu bitten.
Das war aber kein großer Erfolg, denn sie machte mich traurig, und ich mußte regelmäßig weinen. Erst als sich mein Freund Thomas anschickte, mich jeden Tag um 7 Uhr früh zu besuchen, hörte das Weinen auf und verwandelte sich zeitweise sogar in Lachen, weil er, wider besseres Wissen, einen grenzenlosen Optimismus zur Schau trug, der sich auf mich übertrug. Ich fing zögernd an, mich aus einer gewissen Distanz zu betrachten, und das baute ganz allmählich mein Selbstmitleid ab.

Es war jedoch ein weiter Weg, und immer wieder befiel mich grenzenlose Verzweiflung. Die Bewegungslosigkeit, zu der ich verurteilt war, verursachte mir grauenvolle Schmerzen. Diese Schmerzen waren zum Teil tatsächlich vorhanden und an den Stellen der Knochenentnahme am Beckenkamm und im Kreuzbeinbereich lokalisiert; Knochenmaterial, das zur Stabilisierung der Halswirbelsäule benötigt worden war. Zum Großteil saß dieser Schmerz jedoch in meinem Kopf; er war dort sozusagen festgefahren. Ich war ein Bewegungsmensch gewesen. Reiten, Schifahren, Bergsteigen gehörten zu den Aktivitäten, die ich liebte und sooft als möglich unternahm. Damit verbunden war meine große Liebe zur Natur. Aber auch meine alltäglichen Bewegungsabläufe waren immer schnell und schwungvoll gewesen, und es war genau das die bitterste Härte, daß ich nicht die geringste Bewegung selbständig durchführen konnte.
Ein Himmelreich hätte ich dafür gegeben, wenn ich meinen Fuß, der gerade wieder grauenvoll schmerzte,

um nur einen Zentimeter hätte verlagern können. Dazu kam, daß ich den Schwestern, die mich pflegten, gar nicht erklären konnte, was so weh tat. Sie schlugen meist die Decke zurück und meinten, der Fuß wäre sowieso richtig gelagert. Dann weinte ich still in mich hinein oder laut aus mir heraus. Thomas entwickelte bald eine wahre Kunst, meine Glieder umzulagern, um mir zeitweise Erleichterung zu verschaffen. Einmal bekam ich einen Krampf in den Beinen, wodurch diese verlagert wurden. Da sandte ich ein großes Danke zum Himmel.

Meine Hilflosigkeit wurde mir tagtäglich demonstriert: Meine Kopfhaut begann auf unerträgliche Weise zu jucken, und unter normalen Umständen hätte ich mir das Haar kräftig durchgebürstet. So mußte ich eine Schwester bitten; meistens bürstete diese aber an der falschen Stelle, was meinen Juckreiz nur noch verstärkte und mich rasend machte. Wenn ich dann mit meiner ach so veränderten Stimme zu schreien begann, schlug man mir zur Beruhigung eine Tablette Valium vor. Der Juckreiz war aber bis dahin immer noch nicht beseitigt. Allmählich begriff ich, daß derlei Aufregungen mir nur schadeten, und ich probierte, den Juckreiz wegzumeditieren. Das gelang mir zeitweise. Ich wagte nicht mehr, die Schwestern zu bitten, mich zu bürsten, aus Angst, sie würden die falsche Stelle meiner Kopfhaut bearbeiten.

Und aus Angst, ich würde wieder rasend werden.

Ein Hauch Demut kündigte sich an.

Monate später erzählte mir meine beste Freundin, Nori, als sie mich von München kommend besuchte: „Erinnerst du dich noch, was du mir sagtest, als ich

dich das erste Mal in Wien besuchte?" Nein, ich erinnerte mich nicht. Da half sie mir: „Nori, sagtest du, würdest du mir einen großen Gefallen tun und mir meine Kopfhaut kratzen?" Wie gesagt, ein Hauch Demut und Geduld kündigte sich an.
Allmählich ging mein Aufenthalt in St. Gallen seinem Ende entgegen.
Zurück bleibt die alptraumhafte Erinnerung an Lungenspülungen, Atemnot, Schmerzen, die ewigen Wendungen von einer Seite auf die andere, aber auch an die liebsten Menschen, die meine Hand hielten, mir Trost zusprachen und immer nur wiederholten: „ Wir glauben an dich, du wirst es schaffen."
Das war das einzige, was ich hören wollte. Ich begann einen abgrundtiefen Haß gegen all jene zu entwickeln, die mir ein Behindertendasein schmackhaft machen wollten. Ich wollte gesund sein. Es war eine gefährliche Zeit, denn ich hoffte auf ein Wunder: Eines Morgens würde ich aufwachen, und alles wäre vorbei. Je öfter dieses Wunder nicht geschah, desto mehr begann ich mich mit den Möglichkeiten einer reellen Rehabilitation auseinanderzusetzen. Aber es war ein langsamer und mühsamer Prozeß, der nur in winzigen Etappen voranging.

Das Lorenz-Böhler-Spital

Zehn Tage nach meinem Unfall landete ich im Lorenz-Böhler-Spital in Wien.

Auf dem Schwechater Flugplatz, während des Transfers vom Flugzeug in den Rettungswagen, erspähte ich kurz ein Stück Winterhimmel, dann hatten sie mich wieder: die Betonplafonds, die Röntgenapparate, die grellen Neonlampen, die über meinem Kopf schwebten und ganz einfach ein Teil des Spitalsalltags waren.

In der Eingangshalle des Krankenhauses hieß mich Prof. Poigenfürst willkommen. Er hat mich sehr umsichtig betreut. Einmal, spätabends, brachte er mir eine Flasche exzellenten Rotwein. Er wußte um meine Verzweiflung. Ich weinte viel und haßte das Spital.

Die Schönheit der Natur bedeutet mir unendlich viel. Ich lebe in ihr. Ich kann mich nicht satt sehen an einer Blumenwiese oder einem Gebirgssee. Ich liebe die Berge im Winter beim Schifahren, im Frühjahr beim Tourengehen oder im Sommer und Herbst auf der Jagd. Ich wollte mich immerzu nur in einer solchen Umgebung bewegen. Ich wollte eins sein mit der Natur. Alles, was an Natur auf diesem Planeten übrig geblieben ist, hat mich begeistert und beeindruckt.
Aber erst jetzt im Spital, wo der Ausblick aus meinem Fenster – wie könnte es anders sein – eine sterile Häuserfassade war, über meinem Kopf eine graue Betondecke schwebte und an der einen Seitenwand ein grellorange bemalter Kasten stand, ist mir klar geworden, welch ein Privileg es ist, Natur verstehen, bewundern und lieben zu dürfen und stets um sich haben zu können.
Das Krankenzimmer drückte durch seine Geschmacklosigkeit auf mein Gemüt, die Lähmung nahm mir jede Lebensfreude, und viele Ärzte nahmen mir jede Hoffnung auf eine bessere Zukunft.

Ich wurde sehr häufig untersucht und lag mittlerweile auf einer computergesteuerten Luftmatratze. Dank dieses technischen Fortschritts mußte ich nicht mehr alle zwei Stunden gewendet werden. Die unmittelbare Gefahr eines Dekubitus (Wundliegen) schien vorderhand gebannt.
Auch der hausinterne Neurologe untersuchte mich lange, und als ich ihn unvorsichtigerweise fragte, wie es um meine Prognose bestellt sei (ich hätte es damals schon besser wissen müssen), meinte er trocken: „Ein

paar Restfunktionen werden Sie schon zurückbekommen."
Daraufhin begann ich zu weinen.
„Ah, deprimiert sind Sie auch, Frau Doktor!" Mit lebhaftem Ausdruck in den Augen meinte er, ich solle ein Lexotanil gegen meine depressive Stimmung, ein Valium zum Schlafen und ein Tegretol gegen die Krämpfe einnehmen.
Wieder regte sich die gleiche Wut in mir, und mit meiner krächzenden, kurzatmigen Stimme schrie ich: „Ich werde in Zukunft immer weinen, wenn ich deprimiert bin, denn schließlich habe ich einen Grund, deprimiert zu sein, und Ihre Medikamente werde ich nicht nehmen." Ich habe noch ein paar Kraftausdrücke hinzugefügt, die ich nicht wiederholen möchte.
„Aber, Frau Doktor, Sie sind doch Ärztin! Sie wissen doch selber, wie es um Sie steht."
Das war seine etwas lahme Antwort auf meinen Gefühlsausbruch.
Ja, ich wußte, wie es um mich stand und wollte es doch nicht wissen beziehungsweise war einfach nicht in der Lage, kühl über meine Zukunft nachzudenken.
Doch es gab auch andere Ärzte, die sich als wahre Freunde erwiesen. Prof. Gerstenbrand kam sofort nach Wien und tätschelte meine gefühllose Hand.
Dann untersuchte auch er mich. Abschließend meinte er, daß es bestimmt nicht (ganz) hoffnungslos aussähe: „Ein verhatschter Brown-Séquard", so lautete seine Diagnose. Ich hatte nur eine vage Vorstellung, was das war und ließ mir daher alles genau erklären. Das Brown-Séquard-Syndrom ist ein partielles Querschnittsyndrom mit Halbseitenbetonung. Das Wich-

tigste aber war, daß mein Querschnitt inkomplett war. Ganz hoffnungslos war es also nicht.
Prof. Gerstenbrand meinte, daß er einen Arzt in Houston kenne, der „meinen Fall" noch besser beurteilen könne als er: Prof. Dr. Milan Dimitrijevic, ein Serbe, der vor etwa 25 Jahren nach Houston emigriert war.
Dr. Di, wie wir ihn bald nannten, kam am folgenden Tag von Houston angeflogen. Er wirkte sympathisch, ganz europäisch und liebte es, G´schichterln zu erzählen. Ich hatte große Mühe, seinem Humor zu folgen, denn mich interessierte eigentlich nur seine Prognose.
Dr. Di untersuchte mich lange und gründlich und meinte dann, daß die Möglichkeit für eine gute Rehabilitation bestünde.
Wie das meine Lebensgeister weckte! Wieviel Mut es mir für diese lange Folge grauer Tage gab. Wochen später, als ich schon längst in Houston war und es bereits echte Fortschritte in Richtung Rehabilitation gab, fragte ich Di, wieso er eigentlich damals eine so sichere Prognose stellen konnte?
Da schmunzelte er und sagte: „Erinnern Sie sich, daß ich Sie fragte, was für ein Gefühl Sie hätten, wenn Sie mit geschlossenen Augen im Bett liegen?"
Ja, das war eine eigenartige Sache gewesen. Ich sagte schon, daß bis einige Wochen nach dem Unfall ich die schönste Musik hörte und allerlei himmlische Visionen hatte, wenn ich mit geschlossenen Augen im Bett lag; aber dazu kam dann ein fast noch tolleres Phänomen: Ich begann, wenn ich die Augen schloß, zu schweben. Zuerst die Beine, dann folgte der restliche Körper. Dieser Zustand war so angenehm, daß ich mir dachte, er sei irgendwie die Entschädigung für meine

tatsächliche Bewegungslosigkeit. Für Dr. Di war das ein Hinweis, daß es sich bei mir um einen inkompletten Querschnitt handelte. Er erklärte mir, daß bei einer kompletten Querschnittläsion derlei Sensationen niemals vorkämen. Bei einer kompletten Querschnittläsion empfindet der Patient tatsächlich nichts.

Im übrigen habe er durch genaue Untersuchung der Sensorik und Motorik den Eindruck gewonnen, es handle sich eben „nur" um eine inkomplette Querschnittläsion. Daraufhin wurde eine Strategie entwickelt, wie meine Rehabilitation aussehen könnte.

Zunächst wurde seine Frau Meta eingeflogen, um sofort mit der neuromuskulären Stimulationstherapie zu beginnen.

Sie stülpte mir zwei Handschuhe aus feinen Stahlmaschen über die Hände und schloß sie an zwei Elektroden an, die sie mit einer kleinen, sehr handlichen Maschine verband. Ich spürte ein feines Kribbeln, woraufhin sie die Stromstärke sofort reduzierte, bis ich nichts mehr spürte.

Dann bewegte sie passiv meine Hände. Sie machte das täglich mehrere Stunden lang.

Das ansässige Spitalspersonal beobachtete interessiert kritisch ihr Treiben.

Für mich war entscheidend, daß sich nach einigen Behandlungen zunächst einmal der Daumen und der Zeigefinger der linken Hand zu bewegen begannen.

Nach diesem Erfolg interessierten sich verschiedentlich auch die Ärzte für diesen kleinen Fortschritt und betrachteten meine Hände. Schließlich wurde die Chefin der Physiotherapie aufgefordert, sich mit der Me-

thode vertraut zu machen. Das erste Informationsgespräch fand in meinem Zimmer statt.
Es muß noch erwähnt werden, daß Meta Dimitrijevic Slowenin ist und die neuromuskuläre Stimulationstherapie ursprünglich in Laibach entwickelt worden war. Meta meinte scherzhaft, man könne sich von Wien aus doch leicht in Laibach über diese Methode informieren. Sie bekam eine für die wienerisch-chauvinistische Mentalität typische Antwort: „Laibach, ach das ist der Balkan für uns!"
Damit war das Interesse an dieser Methode für die Chefin der Physiotherapie im Lorenz-Böhler-Spital so ziemlich erschöpft. Eine Methode, die seinerzeit in Amerika auf so großes Interesse gestoßen war, daß man das Ehepaar Dimitrijevic nach Houston holte und dort großzügig förderte.
Heute leitet das Ehepaar Dimitrijevic das Department of Restorative Neurology and Human Neurobiology in Houston, Texas. Patienten aus aller Welt finden sich dort ein.
Die neuromuskuläre Stimulationstherapie wird in den USA unmittelbar nach einer Verletzung, wie ich sie erlitten hatte, eingesetzt. Die Grundidee ist, die Atrophie der Muskulatur (sprich Muskelschwund durch Inaktivität), die ja sehr schnell durch den Ruhezustand einsetzt, aufzuhalten, und nicht nur das. Die neuromuskuläre Stimulationstherapie setzt gleichzeitig die für die Regeneration der Nerven unverzichtbaren peripheren Reize. So ist man imstande, die Diskrepanz zwischen der Regeneration der Nerven, die bekanntlich sehr langsam erfolgt, und der Atrophie der Muskulatur, die sehr schnell einsetzt, zu verringern.

Dr. Di forscht seit 30 Jahren auf diesem Gebiet und betonte mir gegenüber mehrmals, daß er unter seiner Therapie noch bis zu fünf Jahren nach dem Unfall das Zurückkommen von Muskelfunktionen erlebt hat.
Ich dachte mir im stillen: Hoffentlich muß ich nicht fünf Jahre seine Patientin sein, und: Hoffentlich geht es bei mir schneller. Aber für wie viele Querschnittpatienten muß diese Tatsache doch eine große Hoffnung bedeuten.
Querschnittpatient in Österreich zu sein bedeutet für den sogenannten hohen Querschnitt im Halsmarkbereich, auf ein Leben im Rollstuhl vorbereitet zu werden. Die Restfunktionen werden so gut wie möglich aktiviert, und dem Patienten wird der möglichst geschickte Umgang mit dem Rollstuhl, mit seinem Katheter und sonstigen Behelfen beigebracht. Das ist unsere Rehabilitation. Unsere Rehabilitationszentren liegen in dieser Zielgeraden, und für viele Ärzte, abgesehen von einigen Ausnahmen, wird diese Einstellung zur Grundhaltung bei Querschnittpatienten.
Ganz anders, man kann sagen gegensätzlich, verhält sich Dr. Di.
Dr. Di strebt bei jedem Patienten, egal ob es sich um einen inkompletten oder einen kompletten Querschnitt handelt, eine möglichst vollständige Rehabilitation an. Das wesentliche Werkzeug hierzu ist die frühzeitig einsetzende Physiotherapie und die neuromuskuläre Elektrostimulation.
Aber noch lag ich im Lorenz-Böhler-Spital und hatte schlimme Wochen vor mir, denn als mir dieser Unterschied in der therapeutischen Auffassung klar wurde, stand für mich fest: Ich fahre nach Houston.

Eine bezeichnende Geschichte passierte noch in jener Zeit: Ich hatte einen suprapubischen Katheter, durch den mein Harn abfloß. Das ist ein Katheter, der durch die Bauchdecke in die Blase etwas oberhalb des Schambeins eingeführt wird, daher suprapubisch, und mit ein paar Nähten in der Bauchdecke fixiert wird. Durch diesen Katheter fließt der Harn ab, da die Blasenfunktion bei einer Rückenmarksverletzung, wie ich sie erlitten hatte, nachhaltig gestört ist. Bei mir ereignete es sich, daß ich eines Tages, trotz Katheter, spontan urinierte. Ich meldete das sofort meinem behandelnden Arzt, und dieser meinte richtigerweise, bevor er mit Blasentraining und anschließender eventueller Entfernung des Katheters beginnt, würde er gerne meine Blase von dem besten, in einem vor den Toren Wiens liegenden Rehabilitationszentrum tätigen Neuro-Urologen untersuchen lassen.
Dieser Arzt kam und untersuchte meine Blase. Eigentlich schloß er mich sofort an seinen Apparat an, mit dem er die Aktivität meiner Blasenschließmuskulatur maß. Er erklärte mir dann anhand einer Kurve sehr anschaulich die Pathologie meines äußeren und inneren Blasenschließmuskels.
Ich nickte und wartete ab. Dann fragte ich, was ich denn nun am besten tun sollte.
Er antwortete sehr nüchtern: „Bei tetraplegischen Patienten ist es am besten (und wahrscheinlich auch am einfachsten), man legt die Blase pharmakologisch still und beläßt den Katheter ein Leben lang. In unserem Rehab-Zentrum werden alle Tetraplegiker so behandelt und sind sehr zufrieden."
Ich hatte augenblicklich die Vision von pflegeleichten

Querschnittpatienten, die gut sediert und mit Harnsackerln behaftet schön in einer Reihe in den Betten lagen. Bei einigen waren Computer über den Gesichtern montiert.
Ich war überzeugt, daß die armen Querschnittpatienten weder gefragt noch aufgeklärt worden waren.
Wenn ein Blasenkatheter zu lange belassen wird, schrumpft die Harnblase und kann dann niemals wieder richtig funktionieren. Die Blasenwand besteht ja auch aus einem Muskel, dessen Trainingszustand beziehungsweise dessen Funktionsfähigkeit maßgeblich vom Füllungszustand der Blase und den damit verbundenen Dehnungsreizen abhängig ist.
„Sie als Ärztin wissen ja bestens Bescheid!"
Ja, in diesem Fall konnte ich mir eine gute medizinische Vorstellung machen und war dementsprechend unzufrieden mit der empfohlenen urologischen Strategie. In Wirklichkeit regte sich wieder diese Ur-Wut in mir, und ich beschloß, weder meine Blase pharmakologisch stillegen zu lassen, noch den Katheter ein Leben lang zu tragen.
Wenn ich tatsächlich einen inkompletten Querschnitt hatte, mußte ich auch, was die Blase anbelangt, die Restfunktionen abwarten, die eventuell zurückkommen würden.
Da half mir bestimmt mein ärztliches Wissen.
Ich lehnte daher Schrumpfblase und lebenslangen Katheter, die mir soeben therapeutisch angeboten worden waren, dankend, aber sehr bestimmt ab und verabschiedete mich einigermaßen unfreundlich von dieser neuro-urologischen Kapazität.
Dr. Di hatte mir gesagt, daß meine Blase wieder in

Ordnung kommen würde. In Gedanken war ich bei ihm in Houston.

Leute kamen mich besuchen. Manchmal bildete sich ein Ring um mein Bett. Ich war erschöpft von soviel Zuwendung.
Es ging mir sehr nahe, wie viele Menschen Anteil an meinem Schicksal nahmen, und wahrhaftig, ich hatte viele Freunde. Sie kamen oft von weit her angereist, und mir wurden Szenen und Begegnungen von vor vielen Jahren wieder bewußt, die ich in meinem turbulenten Alltag längst vergessen hatte. Ein Freund, mit dem ich vor ein paar Jahren eine abenteuerliche Reise durch die Tenere-Wüste, einen Ausläufer der Sahara, gemacht hatte, brachte mir ein Buch mit dem Titel "Im Rollstuhl durch die Sahara!" Ich wußte nicht, ob ich lachen oder weinen sollte; die rechte Reiselust stellte sich jedenfalls nicht ein.
Es kamen aber natürlich auch viele Leute, die einfach nur das prominenteste Unfallopfer des Winters 1992 sehen wollten. Fürstin, Ärztin und querschnittgelähmt vom Hals weg, das war schon was. Das veranlaßte mich zu meiner wahrscheinlich einzigen sarkastisch-witzigen Bemerkung in dieser Zeit, nämlich daß ich meine plötzliche Popularität einer Marktlücke verdanke, in die ich hineingeplumpst war.
Es überwogen aber die wahren Freunde, und ihre Anteilnahme hat mein Herz immer ganz warm gemacht.
Inzwischen ging der Alltag im Lorenz-Böhler-Spital weiter, und meine Kinder wurden angewiesen, den Besucherstrom drastisch zu reduzieren.

Das war ein Gebot der Stunde, da ich zu erschöpft war, um mehr als zwei bis drei Besuche pro Tag zu empfangen.
Ich hatte schon so oft den Hergang des Unfalls erzählen müssen, ich hatte schon so oft zeigen müssen, was ich kann: Ich bewegte den Daumen der linken Hand sowie den Zeigefinger, auch kam in diesen ersten Wochen schon etwas Bewegung in mein linkes Bein, meinen linken Arm konnte ich etwas beugen und strecken, rechts waren alle diese Bewegungen in sehr abgeschwächtem Maße vorhanden. Das alles verdeckte vielleicht zeitweise mein Elend, weil doch jede kleinste Bewegung Hoffnung war, Hoffnung auf Rehabilitation.
Die erdrückende Wirklichkeit aber war diese totale, unerträgliche Bewegungslosigkeit und dieses Angewiesensein auf fremde Hilfe. Das betraf zu dieser Zeit noch jeden kleinsten Handgriff. Da ich lange Zeit die größten Hemmungen hatte, die Schwestern um diese kleinen Handgriffe zu bitten, lag ich oft stundenlang im Bett mit verstopfter Nase, unfähig, mich zu schneuzen. Oder mit juckender Kopfhaut, ohne mich bürsten zu können usw. Oder mit einem tränenüberströmten Gesicht, das ich nicht abwischen konnte.

Die ersten Herausforderungen wurden an mich herangetragen: Ich sollte am Bettrand sitzen.
Zwei Schwestern und eine Physiotherapeutin bemühten sich, mich in Position zu bringen. Da saß ich nun am Bettrand, und es war, als hätte ich meinen normalen Kopf aufgepfropft auf einen quallenförmigen Leib, den ich nicht spürte. Ich saß auf Watte, meine Füße

ruhten auf Watte, meine Arme hingen als leblose Gegenstände an meinem Körper. Außerdem brach sofort mein Kreislauf zusammen, mir wurde totenübel, und ich mußte zurück ins Bett gelegt werden. Ich hatte für zwei Minuten den orangefarbenen Kasten aus einer vertikalen, sitzenden Position anstarren können. Ich schloß die Augen und versuchte, an etwas Schönes zu denken: „Think beautiful thoughts!", hatte mein Schwiegervater so häufig zu mir gesagt, aber dann weinte ich doch hemmungslos in mich hinein.

Am nächsten Tag konnte ich bereits drei Minuten am Bettrand sitzen. Das quallenartige Körpergefühl blieb mir erhalten. Wieder konnte ich bis zu meinem obligaten Kreislaufkollaps nur die orangefarbene Kastenwand anstarren. Ich saß auf Watte, meine Füße ruhten auf Watte und mein Kopf baumelte in einer Schanzkrawatte auf höllisch schmerzenden Schultern.
Dann gelang mir etwas Sensationelles: Ich sollte das erste Mal im Rollstuhl sitzen! Ein eher antiquiertes Rollstuhlexemplar wartete in der Mitte des Zimmers auf mich. Nach einem mühseligen Transfer, zu dem wieder drei Personen notwendig waren, saß ich im Rollstuhl und blieb dort eine halbe Stunde lang sitzen. Ich hatte gebeten, den Rollstuhl zum Fenster zu drehen und das Fenster zu öffnen. Ich atmete die frische Luft ein und hatte als Ausblick das Dach des gegenüberliegenden Hauses. Es waren Tauben zu sehen, und ich hatte das Gefühl, daß ein Stück Natur zu mir zurückgekommen war. Damals machte ich das erstemal die Erfahrung, daß man durch reine Energie Dinge tun kann und möglich macht, die zunächst unmöglich er-

scheinen: Ich war eine halbe Stunde lang auf Anhieb im Rollstuhl gesessen.
Erst viel später realisierte ich, wie wichtig dieses Rollstuhlexperiment für meine Heilung war. Aus der Raumfahrtmedizin weiß man, wie schnell die Muskulatur im Zustand der Schwerelosigkeit atrophiert.
Im Zustand der Tetraplegie atrophiert die Muskulatur ebenfalls, weil sie ja keiner Beanspruchung ausgesetzt werden kann. Und das umso mehr, je länger man im Bett liegen bleibt. "Bedrest-syndrome" wird das genannt: Der Muskelschwund ist gekoppelt mit Reflexstörungen, mit Störungen der Gefühlsempfindung in den Gliedmaßen und einer Empfindungsstörung zum eigenen Körper; die Wachheit ist herabgesetzt und gekoppelt mit schweren Kreislaufstörungen und anderen vegetativen Fehlreaktionen. Das Körperschema verändert sich: Man empfindet zum Beispiel das eine Bein lang und das andere kurz. Man entkommt diesen schweren Veränderungen nur durch möglichst frühzeitige Verlagerung des Körpers in die vertikale Position. Zuerst muß man sitzen, später wird man an ein Brett angebunden und aufgestellt.
Zurück im Bett, dachte ich über dieses so veränderte Körpergefühl nach und wie man damit leben könne. Noch immer konnte ich mit geschlossenen Augen meine Glieder nicht orten. Ich wußte nicht, wo meine Arme und Beine waren, wenn ich nicht hinsehen konnte.
Ich empfand meinen Zustand als derartig unerträglich, daß ich die Augen schloß und mich von meinem Körper entfernte. Immer noch hörte ich wunderbare Musik.

Jeden Spätnachmittag wiederholte sich ein eigenartiges Phänomen: feine elektrische Ströme begannen meinen Körper zu durchrieseln. Es war nicht unangenehm, nur sehr ungewohnt. Gegen Abend passierte es dann auch meist, daß ich plötzlich ein paar Bewegungen machen konnte, etwa mein Kniegelenk beugen. Oder eines Abends konnte ich plötzlich meinen linken Ellenbogen durchstrecken. Ich war glücklich. Ich hatte etwas zurückbekommen.

Ein befreundeter Arzt mit wundervollen Händen befreite mich, sooft er konnte, von angestauten, schlechten Energien. Eine Heilmethode, die als "Mesmerismus" in die Geschichte der Medizin eingegangen ist. Außerdem behandelte er mich mit seinem Helium-Lasergerät.

Er war der einzige, der meine höllischen Schmerzen im Nacken-Schulter-Bereich lindern konnte. Er hat empfohlen, daß mir Cu-Selen, Startonyl und Trebonin infundiert wurden. Das alles hat mir in dieser ersten, schlimmsten Zeit geholfen.

Einzelne Muskelfasern begannen zu fibrillieren wie Wetterleuchten am fernen Himmel, Reflexe in den Beinen kündigten sich schüchtern an, und mein Allgemeinbefinden besserte sich.

Leider bekam dieser Arzt "Hausverbot" und durfte mich nicht mehr behandeln.

Dieses "Hausverbot" wurde aus einem nichtigen Anlaß ausgesprochen – angeblich hatte er zu Unrecht veranlaßt, daß mir die Fäden aus der Operationsnarbe entfernt wurden – in Wirklichkeit war es das mir wohlbekannte Voreingenommensein so vieler Schulmediziner gegenüber außerschulischen Heilmethoden. Die Aggression gegen meine befreundeten Ärzte hatte sich mehr und mehr aufgebaut, unterstützt durch die Tatsache, daß ich schulmedizinische Medikamente, soweit es ging, vermied. Aus nichtigem Anlaß kam es schlußendlich zur Entladung. Die Diskussion fand außerdem an meinem Krankenbett statt und endete in einem Schreiduell.

Ich drehte mich zur Seite und wollte von alledem nichts hören.

Dieses "Hausverbot" wurde auch nicht eingehalten. Ich brauchte Hilfe, und ich bekam sie.

Ein anderer befreundeter Arzt aus Brünn akupunktierte mich regelmäßig. Auch brachte er einmal einen sogenannten "Heiler" mit, der in Prag offiziell anerkannt ist und dort seine Patienten auf feinstofflicher, energetischer Basis behandeln darf. Sollte Prag uns, dem ehemaligen Mekka der Medizin, tatsächlich überlegen sein? Überlegen im Sinne von wesentlich mehr Akzeptanz für alles, was außerhalb der rein naturwissenschaftlichen Medizin liegt?

Auf jeden Fall ließ ich mich mit Vergnügen von ihm behandeln, da ich mich danach ganz einfach wohler fühlte. Ich war entspannt und begann ganz langsam den Tunnel, durch den ich hindurchmußte, zu akzeptieren.

Inzwischen aber war in mir längst der Entschluß gereift, diesen Tunnel sozusagen in Houston, Texas, beginnen zu lassen. Zu Dr. Dimitrijevic hatte ich Vertrauen gefaßt, er hatte mir versichert, daß eine Rehabilitation möglich wäre, und so begannen die Vorbereitungen für den Flug nach Houston.

Ich hatte einen suprapubischen Harnkatheter, meine Atmung war eine reine Zwerchfellatmung, und mein Kreislauf war außerordentlich labil, und so beschloß man, einen Anästhesisten und eine Krankenschwester mit mir mitfliegen zu lassen. Thomas als mein großer Beschützer flog ebenfalls mit und hatte alle Fäden in der Hand.

Am Morgen der Abreise weckte man mich um 5 Uhr früh, wusch mich und zog mir ein "Gwand" an. War das an sich schon eine unbeschreiblich mühselige Prozedur, so war es doch nur der Vorgeschmack auf eine Serie von Torturen, die ich in den folgenden 20 Stunden über mich ergehen lassen mußte. Um 6 Uhr rückte der Malteser Hilfsdienst an, und ich wurde in eine schaumgummiartige Masse gepreßt.

Dann ging es ab nach Schwechat zum Flugplatz. Wir flogen zunächst Wien–Kopenhagen in einer kleineren Maschine. Ich war inzwischen auf einen Stretcher gelegt worden, der ganz hinten in der Economyklasse in fünf freigemachten Sitzreihen in ein Gestell gehängt wurde. Ich hatte den Plafond des Flugzeuges zehn Zentimeter oberhalb meines Gesichts. Thomas hielt meine Hand und meinte, daß alles bald vorbei wäre.

Als wir dann endlich in einer großen Boeing auf dem Direktflug Kopenhagen–Houston waren, hatte ich tatsächlich etwas mehr Platz, zumindest oberhalb meines Kopfs.

Bald fingen meine üblichen Schmerzen an, die immer ärger wurden, weil ich auf dieser Vakuummatratze meine Lage nicht verändern konnte.

Thomas, der sonst immer wußte, was zu tun war, konnte nicht helfen. Er litt unter Kreuzschmerzen,

weil er auf dem engen Sitz neben mir die Beine nicht ausstrecken konnte.
Manchmal döste ich kurz ein und vergaß die Schmerzen, aber die letzten Stunden dieses fürchterlichen Fluges verbrachte ich in einem mehr oder minder narkotischen Zustand, in den mich gütigerweise der begleitende Anästhesist versetzt hatte.
Die eigentliche Ankunft in Houston verschlief ich und kam erst richtig zu mir, als ich in meinem neuen Krankenzimmer gelandet war. Schluchzend fiel ich Thomas um den Hals. Ich wollte sofort wieder nach Hause, eigentlich wollte ich überhaupt nicht mehr.
Ich hatte grauenhafte Schmerzen.

Das Del' Oro Hospital

Ich war tatsächlich in Houston gelandet.
Ein Sanitätswagen hatte mich vom Flughafen ins Del' Oro Hospital gebracht.
Zwei dicke Sanitäterinnen hatten während der Fahrt unentwegt über das Essen in Houston gesprochen. Es störte mich nicht, sie waren fröhlich, und ich sah sie förmlich die saftigsten Houstoner Steaks verzehren.
Doch dann war ich plötzlich in meinem neuen Krankenzimmer, und das löste einen schockähnlichen Zustand bei mir aus. Mir wurde im vollen Ausmaß bewußt, wie krank ich wirklich war. Wieder war ich in einem Spitalzimmer gelandet.
Giftig starrte mich ein überdimensionierter Fernsehapparat an, der über meinem Bettende montiert war.

Die klimatisierte Luft war schlecht. Die Fenster konnten nicht geöffnet werden. Eine schöne Aussicht gab es nicht. Man sah nur eine Häuserfassade.
An den Wänden meines Zimmers hingen häßliche Bilder.
Und ich selber lag mit gräßlichen Schmerzen in einem eindeutig schlechteren Bett. Fast mit Wehmut dachte ich an meine computergesteuerte Luftmatraze im Lorenz-Böhler-Spital.
Unzählige Ärzte kamen in diesen ersten Tagen vorbei und sagten einfach „Hallo!" und „How are you!"
Ich lag unbeweglich im Bett und hatte wahnsinnige Schmerzen. Ich wollte darauf aufmerksam machen, fand aber kein rechtes Gehör. Daher antwortete ich bald nicht mehr auf das Begrüßungsritual.
Mein Kopf begann wieder unerträglich zu jucken. Ich schrie, weil ich es nicht aushielt: „Bitte kratzt mir den Kopf!" Ich vergaß mein Englisch.
Fieberhaft dachte ich nach: „Wie sage ich es auf englisch!"
Es fiel mir nicht ein.
Mein Kopf juckte, ich konnte mich nicht kratzen, und niemand verstand mich.
Endlich kam jemand auf die Idee, mir eine Antihistamin-Lotion auf die Kopfhaut zu schmieren. Das brachte eine gewisse Linderung. Die Lotion jedoch erstarrte nach einiger Zeit auf meinem Kopf zu einer perückenartigen rosa Masse, und ich merkte, wie sich einige Ärzte befremdet von mir abwandten, weil sie sich offensichtlich keinen Reim auf diese eigenartige Kopfbedeckung machen konnten.
Ich hatte fürchterliche Schmerzen. Der lange Flug auf

dem Stretcher hatte mich sehr mitgenommen. Es kümmerte sich aber niemand so recht um meine Schmerzen.
Also probierte ich es andersherum und lenkte das Augenmerk auf die schlechte Matratze, auf der ich lag.
Ich sorgte mich aufzuliegen.
Das beunruhigte auch die behandelnden Ärzte.
Kein Arzt wußte etwas Vernünftiges über Matratzen, daher begann man mir die verschiedensten Modelle vorzuführen. Eine Luftmatratze ist mir besonders in Erinnerung geblieben: Sie wurde von einem ziemlich lauten, ständig laufenden Motor betrieben beziehungsweise aufgeblasen. Diese wollte mir die Spitalsverwaltung unbedingt einreden. Mein Argument, daß mich der laute Motor langsam, aber sicher wahnsinnig machen würde, wollte man partout nicht gelten lassen.
„You´ll get used to it!" Mit solchen und ähnlichen stereotypen Antworten versuchte man mich abzufertigen.
Da hatte ich wieder den Anflug des Gefühls, daß Tetraplegiker irgendwie abgestempelte Patienten sind.
Es schien gleichgültig zu sein, ob ich wegen eines lauten, ständig laufenden Motors verrückt würde.
Wieder stieg die mir mittlerweile bekannte Ur-Wut in mir auf, und ich machte meiner wachsenden Aggression mit ein paar recht eindeutigen Bemerkungen auf deutsch Luft. Wer weiß, wie das noch geendet hätte.
Schließlich kam von ganz unerwarteter Seite Hilfe: Die erfreulichste Erscheinung, die mich durch die ganze Houstoner Zeit begleiten sollte, war eine farbige Nurse mit dem klingenden Namen Faustine.

Vom ersten Augenblick an erfüllte sie mein trostloses Krankenzimmer mit Leben, mit Freude, die von ihr ausging. Sie hatte blitzendweiße Zähne, sanfte braune Antilopenaugen und geschmeidige Bewegungen. Sie pflegte und behandelte mich mit Hausverstand und Herz. Sie war meine ganze Freude. Faustine war es auch, die dann einfach eine Rohoc-Matratze leaste.
Das ist eine Matratze, die aus dicht nebeneinander aufgereihten, luftgefüllten Gummizapfen besteht. Auf ihr verbrachte ich den Großteil meiner Houstoner Zeit, ohne mich wundzuliegen.

Dafür gab es in dem Spital ein exzellentes Service, und das Essen entsprach in der Qualität einem guten Restaurant.

Dr. Di kümmerte sich rührend um mich.
Das Del' Oro Hospital war als Übergangslösung gedacht. Ich sollte möglichst bald in das Hotel Medical Marriott übersiedeln und von dort ambulant in Dr. Dis Rehabilitationszentrum überstellt werden.
Die Division of Restorative Neurology and Human Neurobiology – die Wirkungsstätte Dr. Dis – ist in einem Medical Tower untergebracht, der durch einen überdachten Straßengang direkt mit dem Hotel Medical Marriott verbunden ist.
Ich konnte also sehr einfach von meinem Hotelzimmer im Rollstuhl zur Rehabilitation fahren.
Das Hindernis, mein Leben – hic et nunc – so zu organisieren, war mein suprapubischer Blasenkatheter. Der mußte entfernt werden, bevor ich in das Hotel übersiedeln konnte.

Mittlerweile war ich wegen meiner Blase zumindest übersensibilisiert und zerbrach mir den Kopf, wie das Blasentraining aussehen und wie man den Katheter möglichst bald entfernen könnte. In diesem Zusammenhang passierte folgende Geschichte, die ich nicht verabsäumen möchte wiederzugeben und über die ich noch heute schmunzeln muß: Wieder einmal ließ ich Dr. Di dringend ausrichten, daß ich ihn wegen meiner Blase sprechen möchte. Er, sichtlich agaciert, soll geantwortet haben: „I love to talk to the Princess but not to her bladder!"

Von da an lachten wir über die Blase, und es ging dann auch alles relativ einfach.

„Let it simply flow!" sagte Dr. Di, weil ich panische Angst hatte, nicht urinieren zu können, sobald man den Katheter entfernen würde. Aber es funktionierte. Der Harn begann zu fließen. Die Restharnmengen waren geringfügig.

Den Hausurologen nannten wir "The Plumber". Er besuchte mich tatsächlich in einer Art Schlossermantel und begann an meinem Katheter ziemlich grob zu manipulieren. Er war ungehalten, weil sein Dreiweg-Ventil kalibermäßig nicht auf den Schlauch meines europäischen Katheters paßte.

Er mußte sein Abklemmsystem aber irgendwie am Katheterschlauch anbringen, denn das Blasentraining besteht darin, den Katheter stundenweise abzuklemmen und die Harnmenge mit Restharnmenge in der Harnblase zu messen. Das geschieht durch neuerliche Katheterisierung der Harnblase per viam naturalis (also durch die Harnröhre), was für den Patienten immer eine beträchtliche Belastung ist.

Ich war also in Erwartung der kommenden Ereignisse sensibilisiert, und "The Plumber" war wütend und fingerte ungeschickt an meinen Schläuchen herum.
Da trat Thomas, als diplomierter Ingenieur, in Aktion, nahm "The Plumber" den Schlauch samt Ventil einfach aus der Hand und stülpte das eine Ende über das andere. Es funktionierte, und da staunte selbst "The Plumber".
Alsbald stellte sich heraus, daß meine Blase eine ausreichende Menge Harn halten konnte und keine nennenswerte Menge Restharn zurückblieb.
Der Katheter wurde acht Wochen nach dem Unfall entfernt, und ich übersiedelte genau an meinem 53. Geburtstag ins Hotel Medical Marriott.
Dieser Geburtstag war bestimmt nicht mein lustigster, obwohl meine heißgeliebte Tochter Lila ein kleines Festessen ins Hotelzimmer bestellt und Dr. Di und Meta dazu eingeladen hatte. Wir tranken einen wirklich guten Champagner.
Ich saß mit meiner neuesten Aquisition – einer Windelhose – bei Tisch und wußte nicht genau, was ich mir dazu denken sollte. Aber einen Gedanken faßte ich ziemlich klar: Meine Blase gehörte jetzt wesentlich mehr mir, als wenn sie pharmakologisch stillgelegt, anschließend geschrumpft und der suprapubische Katheter ein Leben lang belassen worden wäre.
Das sagt einem eigentlich der gesunde Menschenverstand.
Leider ist dieser vor allem in wissenschaftlichen Kreisen verpönt und wird nur zu oft gleichgesetzt mit geistiger Beschränktheit, dümmlichem Konservativismus und dem Nachplappern von veralteten Halbwahrhei-

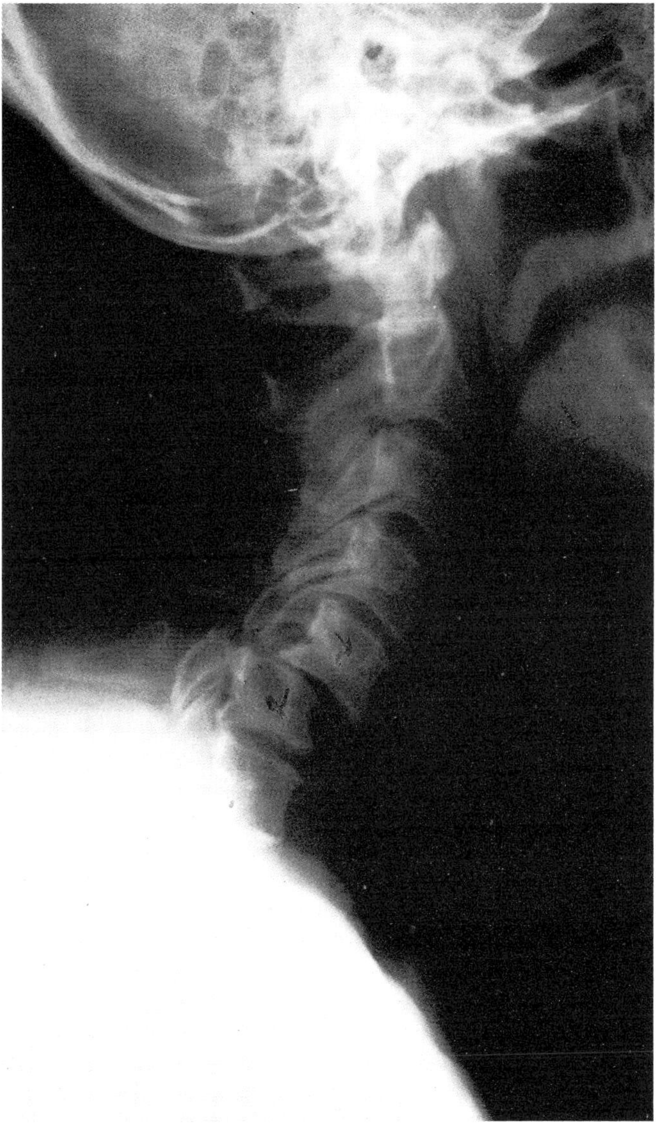

Röntgenaufnahme vom 28. 12. 1992, LKH Klagenfurt
Luxationsfraktur des 5. Halswirbelkörpers

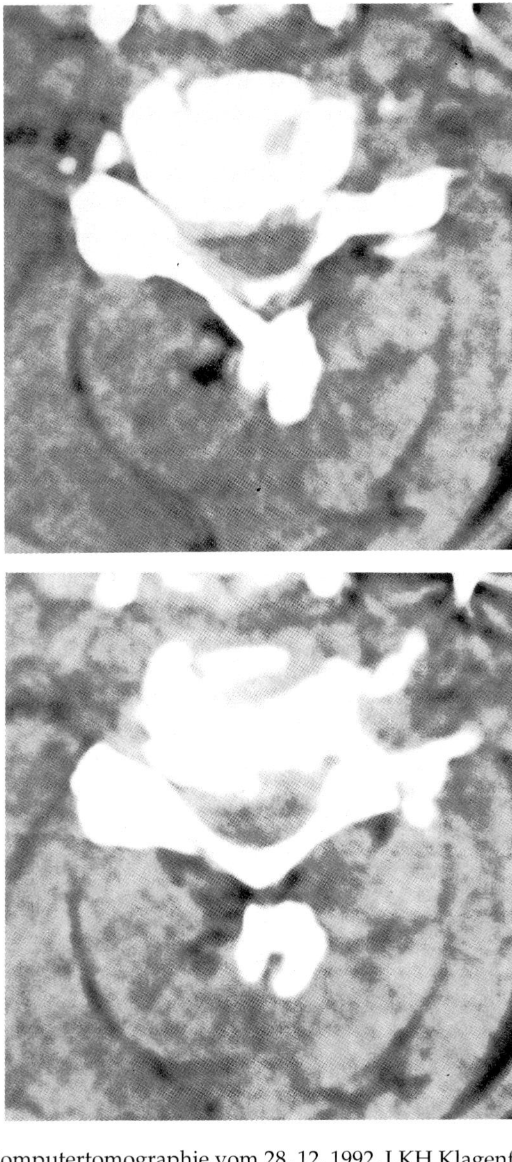

Computertomographie vom 28. 12. 1992, LKH Klagenfurt
Luxationsfraktur des 5. Halswirbelkörpers

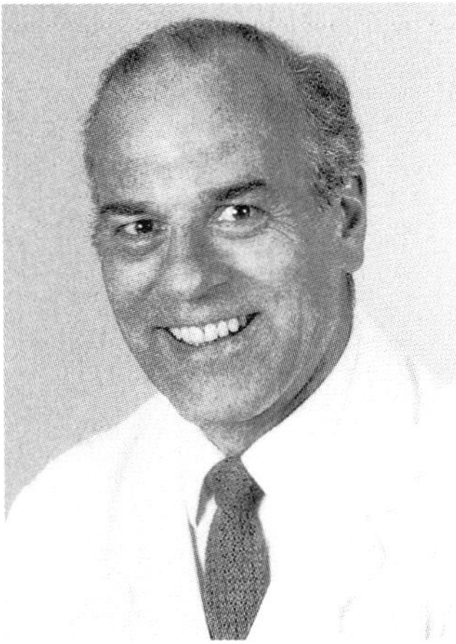

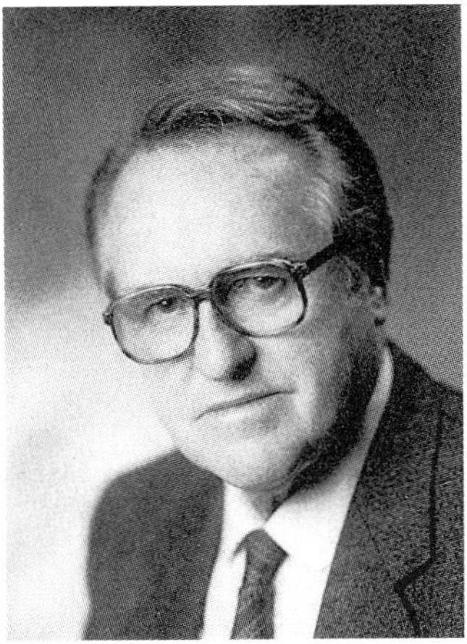

Univ.-Prof.
Dr. med. Friedrich Magerl
Klinik für Orthopädische
Chirurgie, St. Gallen

Univ.-Prof.
Dr. med. Franz Gerstenbrand
Universitätsklinik für
Neurologie, Innsbruck

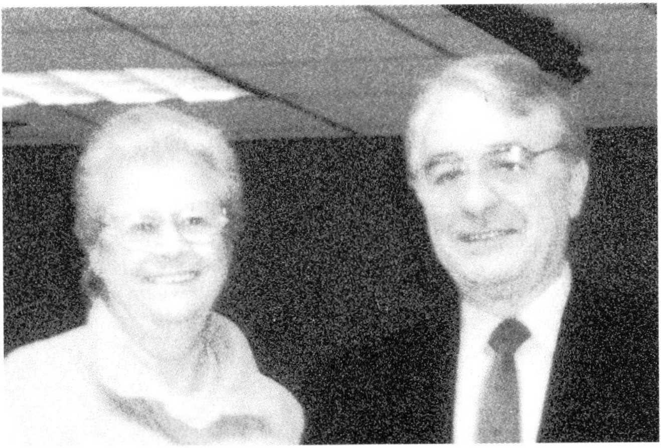

Meta Dimitrijevic

Univ.-Prof.
Dr. med. Milan Dimitrijevic

Department of Restorative Neurology and
Human Neurobiology, Houston, Texas

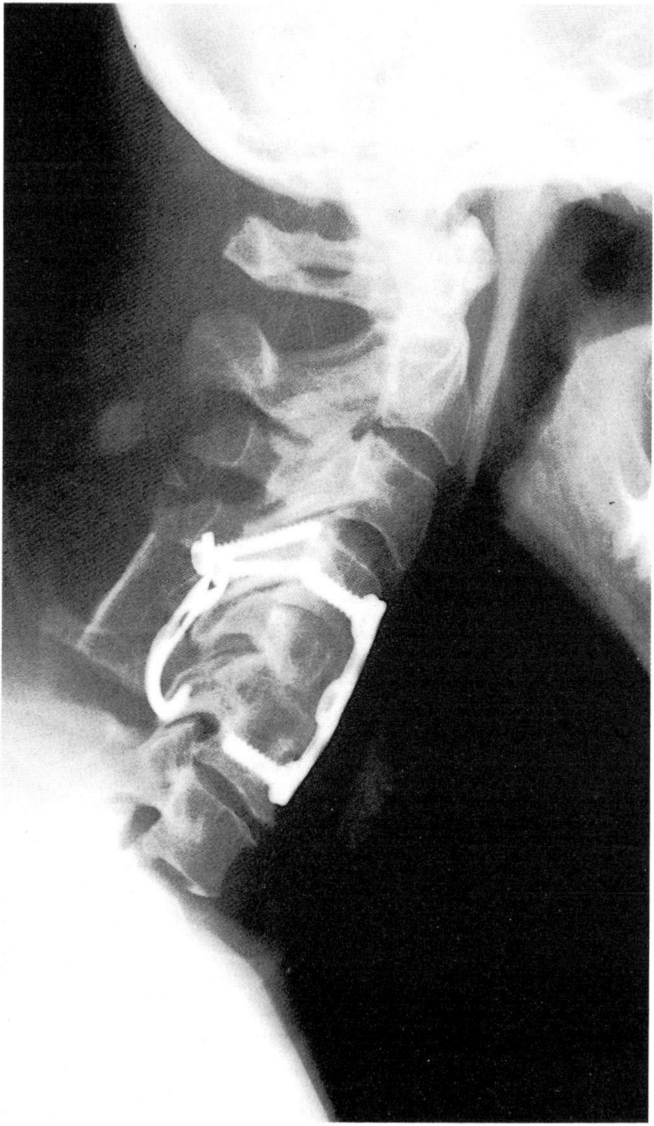

Röntgenaufnahme vom 7. 1. 1993 zeigt Verplattung des 4. bis 6. Halswirbelkörpers zur Stabilisierung der Halswirbelsäule, St. Gallen

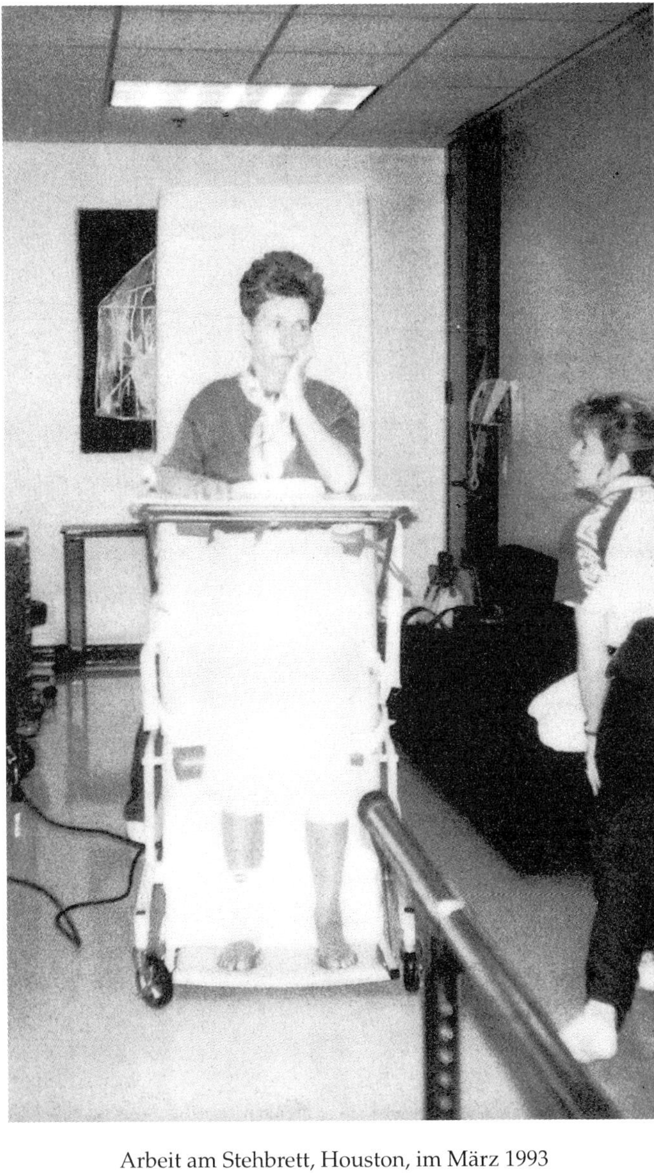

Arbeit am Stehbrett, Houston, im März 1993

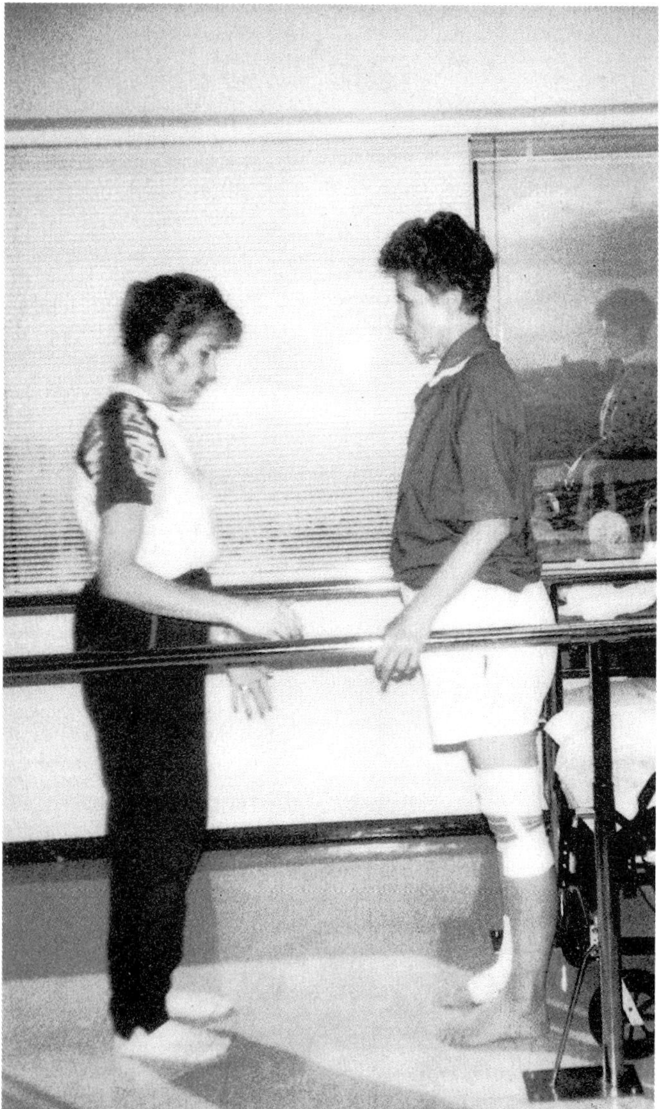

Arbeit im Gehbarren, Houston, im März 1993

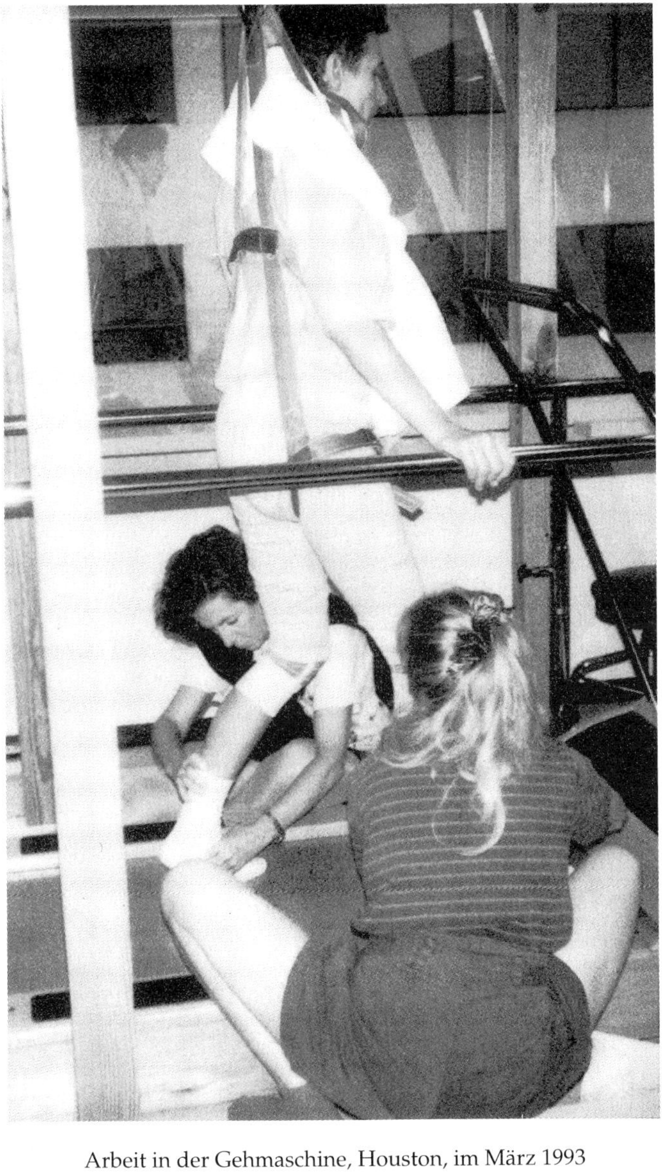

Arbeit in der Gehmaschine, Houston, im März 1993

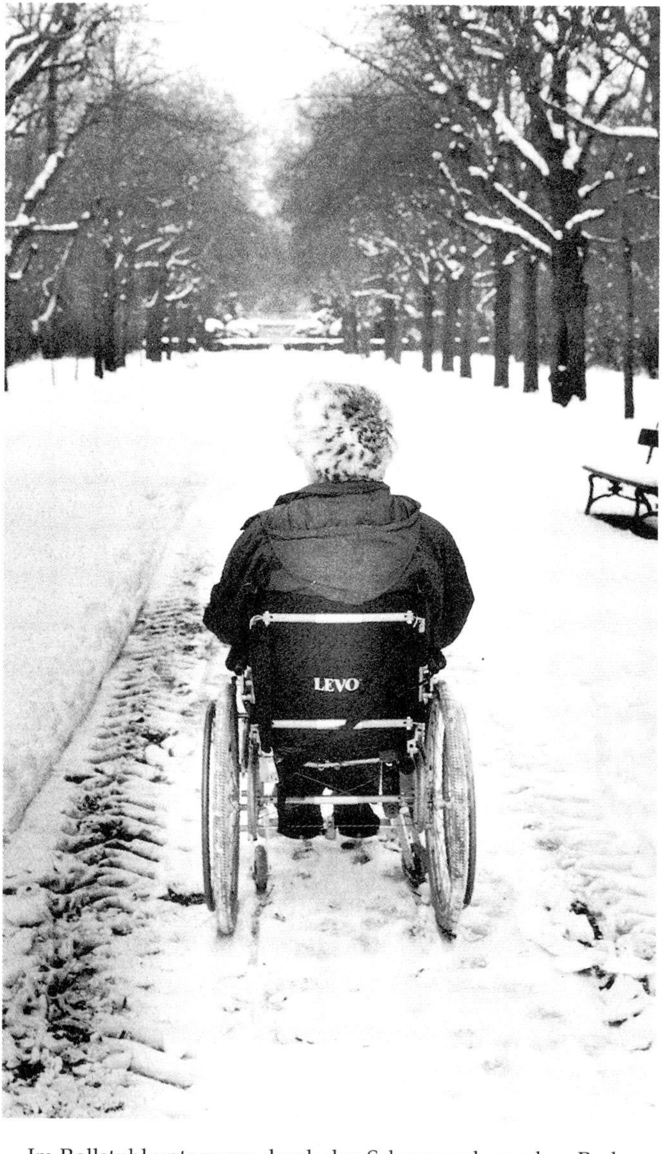

Im Rollstuhl unterwegs durch den Schwarzenbergschen Park,
genießt die Patientin die klare Winterluft.

ten. Das mag zwar zuweilen zutreffen, nicht selten aber ist das Gegenteil richtig: Der "gesunde Menschenverstand" ist ein instinktsicherer, unverbildeter Verstand, der mehr aus persönlicher Lebenserfahrung denn aus Buch- und Medienwissen geformt wurde.

Nach Rückenmarksverletzungen, wie ich sie erlitten hatte, wird die Lebenserwartung, besonders in meinem Alter, mit einigen Jahren beziffert. Als häufigste Todesursache werden Nierenversagen infolge rezidivierender aufsteigender Infekte und Lungenentzündungen sowie hoher Blutdruck und dessen Folgen angegeben. Das Nierenversagen ist sehr häufig die Folge der problematischen Hygiene in Zusammenhang mit einem Blasenkatheter.

Die Angelegenheit mit meiner Blase war noch lange nicht ausgestanden. An die Möglichkeit, daß eine Windelhose für mich die Dauerlösung werden könnte, mochte ich nicht denken. Es kam auch nicht dazu, denn schon nach wenigen Wochen hatte ich gelernt, im Bett liegend kontrolliert in die Schüssel zu urinieren, und etwa fünf Monate nach dem Unfall trug ich auch untertags keine Windelhose mehr. Natürlich passierten mir in dieser Zeit viele Pannen und Peinlichkeiten, aber allmählich lernte ich mit meinem Wasserhaushalt recht gut umgehen. Um Blaseninfekte zu vermeiden, trank ich mindestens zwei Liter Flüssigkeit pro Tag.

Als ich noch nicht aufstehen konnte, ließ ich mir, wann immer ich den leisesten Drang verspürte, die Schüssel reichen. Später, als ich mühsam lernte aufzustehen, bestand ich darauf, vor allem nachts, zum

Harnlassen auf den Leibstuhl gesetzt zu werden. Das war für das Pflegepersonal viel mühsamer, für mich aber unendlich wichtig, da ich im Sitzen die Blase wesentlich besser entleeren konnte.
Ich habe es tatsächlich geschafft, bis jetzt – und derzeit sind acht Monate seit meinem Unfall vergangen – erst zweimal einen Blaseninfekt zu erwischen.
Langsam sind auch die Intervalle zwischen den Blasenentleerungen länger geworden, und es gibt keinen zwingenden Grund für mich, daran zu zweifeln, daß sich meine Blasenfunktion weiter normalisieren wird. Eines Tages wird es wohl eine Blasen-Erfolgsstory geben.
Tatsächlich aber zog sich diese Geschichte wie ein Strudelteig. Erst gegen Ende des zweiten Jahres nach meinem Unfall normalisierte sich meine Blasenfunktion.
Ich hatte eine neurogen enthemmte Harnblase. Verspürte ich den Drang zum Urinieren, hatte ich etwa eine Minute Zeit, bevor sich die Harnblase spontan von selbst entleerte. Erst gegen Ende des zweiten Jahres nach meinem Unfall konnte ich den Harn etwas länger halten, und es vergrößerten sich die Abstände zwischen den einzelnen Harnentleerungen in signifikanter Weise.
Es gibt Rückenmarksverletzungen, bei denen sich die Blasenfunktion nicht normalisiert, das muß an dieser Stelle gesagt werden. Ich finde es nur bedrückend, wenn Therapien nicht individuell auf den jeweiligen Patienten beziehungsweise seine jeweilige Verletzung abgestimmt werden.
Noch bedrückender ist es, wenn es sich um Therapien

handelt, die für den Patienten gar nicht notwendig sind, beziehungsweise ihm sogar schaden. Man muß sich nur vorstellen, in welchem Maße die Invalidität steigt, wenn man einen Dauerkatheter tragen muß. Genau das aber hatte mir der Neuro-Urologe, der im Lorenz-Böhler-Spital konsiliariter zu mir gekommen war, vorgeschlagen; noch klingen mir seine Worte im Ohr: „Am einfachsten ist es, wir legen die Blase pharmakologisch still und belassen den suprapubischen Blasenkatheter ein Leben lang."
Patienten sollten darüber informiert werden, daß mit jedem Tag, den ein Blasenkatheter länger belassen wird, die Gefahr des Dauerkatheters wächst, weil die Harnblase schrumpft, wenn sie nicht permanent durch den Füllungsdruck des Harns gedehnt wird. Die Dehnung der Harnblase wiederum ist notwendig, um die Entleerungsreflexe in Gang zu setzen.
Es ist einfach falsch, Querschnittpatienten in erster Linie den Dauerkatheter in Aussicht zu stellen. Auch hier empfiehlt sich eine individuelle Vorgangsweise. Eigentlich sagt einem das alles der verpönte "gesunde Menschenverstand".

Meine Rückenmarksverletzung hat ursprünglich einer kompletten Querschnittläsion entsprochen. Dafür ergaben sich Hinweise aus dem Röntgenbefund, dem Operationsbefund sowie der klinischen Symptomatik. Unsere Ärzte werden auf Grund der ihnen anerzogenen mechanistisch-kausalen Denkungsart geschult, ihre Therapien ausschließlich nach dem erhobenen Befund auszurichten. Das spielt sich auf einer rein materiellen Ebene ab.

In der Entwicklung einer Krankheit spielen aber zweifelsohne geistige Aspekte und andere energetische Ebenen eine Rolle.
Wie wäre es mit dem Glauben, der Hoffnung und der Liebe? Die Liebe kann Berge versetzen, die Hoffnung Krankheiten heilen, und der Glaube ist die Grundlage jeglicher Motivation.
Das wußte früher jeder gute Arzt.
Ich glaube, alle Prognosen waren für mich negativ und falsch, die ausschließlich die materiellen Aspekte und unser unerhebliches naturwissenschaftliches Wissen darüber in Betracht zogen.
Da hat meine kosmische Natur nicht mitgespielt.
Dr. Di, der mich 14 Tage nach dem Unfall das erste Mal untersuchte, fand damals bereits Hinweise, daß es sich bei mir "nur" um eine inkomplette Querschnittläsion handelte. Es waren minimale Hinweise; die Krankheitsentwicklung hätte in Richtung Rehabilitation gehen können oder auch nicht. In dieser Situation machte mir Dr. Di ganz einfach Hoffnung. Hoffnung auf eine komplette Rehabilitation. Hoffnung ist ein geistig-emotioneller Aspekt.
Ich stellte mir die Frage, wie eine Krankheit ohne Hoffnung verläuft, ohne Glaube und ohne Liebe, und konnte es mir nicht vorstellen.
Dr. Di hat mir immer Hoffnung gemacht, und selbst heute hat er noch recht, denn immer noch verbessert sich mein Zustand.
Im Weichbild meiner Rehabilitation – so kann man meinen derzeitigen Zustand bezeichnen. Fast täglich entdecke ich etwas Neues. Eine neue "Restfunktion", die ich wieder geschenkt bekomme.

Aber zurück zur Houstoner Zeit um meinen Geburtstag.
Thomas war abgereist, aber meine Tochter Lila war da, und sie war eine ganz große Freude und Hilfe für mich.
Der Alltag in Houston war nicht sehr abwechslungsreich, dafür aber sehr arbeitsintensiv.
Jeden Morgen mußte ich zur Physiotherapie.
Man hievte mich mit einem kleinen Kran aus dem Bett und legte mich schlicht und einfach auf eine Matte auf dem Boden.
Da lag ich nun auf dem harten Boden, bewegungslos.
Diana aber, so hieß meine Physiotherapeutin, begann mit mir zu turnen.
Sie verlangte aktive Mitarbeit, wo immer es ging.
Bewegungen, die ich infolge fehlender Muskelkraft nicht machen konnte, mußte ich mir mental vorstellen.

Schon nach wenigen Therapiestunden machte ich eine Feststellung, die eine sicherlich entscheidende Bedeutung für den weiteren Verlauf meiner Rehabilitation hatte: Ich fühlte mich nach der Therapie – und mochte sie noch so anstrengend gewesen sein – ausgesprochen wohl. Ich hatte keine Schmerzen und war erfrischt.
Da ich aber begreiflicherweise nicht den ganzen Tag turnen konnte, begann ich mich nach zusätzlichen Bewegungsmöglichkeiten umzusehen. Ich bekam ein Gerät zum Treten und konnte mit dem gleichen Mechanismus auch die Arme durchbewegen. Man mußte mich an dieses Gerät anschnallen, da ich aus eigener Kraft die Beine nicht auf den Pedalen halten konnte.

Da ich sehr schnell ermüdete, entwickelte ich mich zu einer echten Plage für die Nursen, denn ich verlangte in kurzen Abständen an das Gerät angeschnallt, dann wieder losgeschnallt und hingelegt zu werden.
Auf diese Art bekam ich meine Schmerzen langsam unter Kontrolle und konnte den Konsum von schmerzstillenden Medikamenten von Anfang an sehr niedrig halten.
Lange Ruhephasen waren eine Qual für mich und regelmäßig gefolgt von starken, zum Teil unerträglichen Schmerzzuständen.
In den ersten drei Monaten waren es Schmerzen unbestimmter Natur. Da meine Sensibilität schwer gestört war, konnte ich sie auch nicht richtig lokalisieren. In erster Linie schmerzte immer das rechte Bein und mußte ständig verlagert werden. Auch meine Arme und Schultern konnte ich praktisch überhaupt nicht bewegen, weil sie so schmerzten.
Es klingt vielleicht unverständlich, aber es war tatsächlich so, daß mein Zustand viel erträglicher wurde, sobald ich durchbewegt wurde.

Die Physiotherapie fand immer morgens gegen 10 Uhr statt. Ich freute mich auf das Turnen. Diana, meine Physiotherapeutin, hatte langes, blondes Haar und war reizend. Sie selber bezeichnete sich als „a tough, hard working Texan girl", und etwas von ihrer Einstellung übertrug sich auf mich. In der dritten Therapiestunde ließ sie mich bereits aufstehen. Mir wurde blitzartig schlecht, und ich mußte mich niederlegen. Ich bekam Kreislauftropfen und mußte wieder aufstehen. Ich wurde vorne von der Nurse und hinten

von Diana gehalten. So "stand" ich. Ich hatte das Gefühl, auf Watte zu stehen, in einem luftleeren Raum. Nirgends gab es einen Anhaltspunkt für mich.
Ich fühlte die Beine nicht, auf denen ich stand.
Mein Körper existierte nicht.
Es war kein Stehen, es war die Vorstellung vom Stehen. Es hat etwas mit Energie zu tun: Irgendwann einmal verdichtet sich eine Vorstellung zu einer materiellen Funktion.
Genau so, wie sich eine Idee zur Wirklichkeit verdichten kann.
Wie gesagt, es war kein Stehen, sondern nur die sehr klare Vorstellung vom Stehen.
Es war ein Stehen-Wollen.
Das ist das Wesen der Motivation. Je lebhafter man sich eine Funktion, einen Bewegungsablauf oder eine Tätigkeit vorstellt beziehungsweise vorstellen will, umso eher kann sie einmal auf der materiellen Ebene verwirklicht werden. Die Motivation entsteht nicht aus analytischem Denken, sondern aus Träumen und Visionen. Die Intensität derselben entscheidet über den Zeitpunkt, der sie stoffliche Wirklichkeit werden läßt.
Es war eine unglaubliche Schwierigkeit am Anfang meiner Rehabilitation, mir vorzustellen, daß aus diesem meinen derzeitigen Stehen einmal ein normales Stehen werden soll. Mein Gehirn konnte den Körper nicht orten. Ich hätte nicht gewußt, ob ich stand oder saß, wenn ich es nicht gesehen hätte.
Mein Körpergefühl existierte nicht oder nur rudimentär. Ich fühlte meinen Körper nicht so, wie ich es gewohnt war. Ich konnte mich daher weder an meinen

Beinen, Füßen, Zehen, noch an meinem Becken, noch an meinen Armen und meinem Oberkörper orientieren. Ich war eine quallige Masse, die irgendwo saß oder angebunden stand. Aber irgendwann bemerkte ich, daß durch die tägliche Wiederholung dieses Aufstehens ich mich an dieses neue Stehen gewöhnte. Diese Gewöhnung wiederum bewirkte dann letztendlich die Entstehung eines neuen Körpergefühls.
Ein qualvoller, langwieriger und aufreibender Prozeß.
Ich übte täglich.
Eigentlich war es die einzige Abwechslung in diesen Tagen.
Manchmal fing ich an zu weinen, weil ich verzweifelt darüber war, wie langsam ich vorankam.
Der Weg war tatsächlich steinig: Wochen hindurch wurde mir schon beim Aufsitzen schlecht, und erst recht beim sogenannten Stehen, und das Ritual: niederlegen, Kreislauftropfen und wieder aufstehen, schien sich eine Ewigkeit zu wiederholen.

Eines Tages führte man mich in einen neuen Gymnastikraum. Dort befand sich ein Gehbarren. Diana stellte meinen Rollstuhl an das eine Ende und wollte mit mir das Aufstehen im Gehbarren üben. Ich konnte aber meine Arme zum Hochziehen überhaupt nicht gebrauchen, da meine Hände die Stangen des Gehbarrens nicht spürten und überdies für ein derartiges Manöver viel zu schwach waren. So schob mich Diana von hinten im Gehbarren hoch.
Da stand ich. Diana ließ mich für Sekunden los. Ich stand allein.
Es war eine kleine Sensation.

Nun hatte ich aber fünf Meter Lauffläche vor mir, und einem imperativen Impuls folgend, fing ich einfach an zu gehen. Es waren dramatische Sekunden, denn alle wußten, daß ich nicht gehen konnte.
Wieder war es die Vorstellung vom Gehen, die diesen Impuls ausgelöst hatte.
Diana hatte große Mühe, mich von hinten zu halten, denn eigentlich sackte ich bei jedem Schritt wie eine amorphe Masse in mich zusammen.
Aber ich schaffte die Strecke und fiel überwältigt in meinen Rollstuhl zurück.
Ich wußte nun, was es heißt, über sich selber hinauszuwachsen.
Seit diesem Tag bestand ich darauf, täglich zu gehen; obwohl die Bezeichnung "gehen" nicht viel zu tun hatte mit dem, was ich im Gehbarren produzierte.
Es war eine Fortbewegung, die ich mit den Augen kontrollierte, da ich meinen Körper, vor allem Hände und Füße, nicht spürte. Meine Beine wurden von Diana mit ihren Beinen nach vorne geschoben, und meine Hüfte fixierte sie mit ihren Armen.
Ich spürte das alles nicht, ich hatte nur das Gefühl, gehen zu können.

Meta begann mein rechtes, schwächeres Bein während des Gehens elektrisch zu stimulieren und brachte dazu die notwendigen Elektroden am Unterschenkel an. Da ich beide Kniegelenke hyperextendierte, bekam ich zwei Kniegelenksprothesen. Mein rechtes Sprunggelenk mußte mit einer Bandage gestützt werden. So ausgestattet, absolvierte ich meine täglichen Gänge im Gehbarren.

Am Ende des Gehbarrens war ein großer Spiegel. Zunächst vermied ich es, mich anzusehen. Ich war auch viel zu sehr mit meinem Gehen beschäftigt. Später gewöhnte ich mich an meinen Anblick mit den Prothesen und Elektroden an den Beinen, mit meinen allzu dünnen, atrophierten Armen und meinem übergroßen, dicken Bauch.
Ecce homo.
Mein Anblick war mir gleichgültig; es überwog die Genugtuung, dem Rollstuhl für ein paar Minuten entronnen zu sein.
Ich kann mich erinnern, für wie sensationell ich es empfand, als zuerst das Fersengefühl im linken und dann auch im rechten Fuß wiederkam. Das war aber erst Monate später.
Meta hatte im Nebenraum einen Gehapparat installiert. Er bestand aus einer Gehfläche, die wie ein Laufband in Bewegung gesetzt werden konnte; darüber hing ein korsettartiges Gebilde, in welches man eingeschnallt wurde. Meine Beine hingen schlaff herunter.
Von Anfang an haßte ich diesen Gehapparat. Er hatte zudem die unangenehme Eigenschaft, daß meine Füße nach hinten weggezogen wurden, wenn meine Gehleistung der Laufgeschwindigkeit der Gehfläche nachhinkte und ich wie eine leblose Puppe in dem Korsett hing und meine Beine nachschleiften.
Mit dieser Situation wurde ich in der Regel nach wenigen Schritten konfrontiert. Ich konnte niemals Schritt halten und war entsetzlich deprimiert. Mein Wunsch, gehen zu lernen, war aber so übermächtig, daß ich Meta bat, mich im Gehbarren üben zu lassen.
Im Gehbarren kam ich mir selbständiger vor.

Daher wollte ich ausschließlich im Gehbarren üben.
Was diese Art Wünsche anbelangte, entwickelte ich ein ungeahntes Durchsetzungsvermögen. Schwach, wie ich war, ging ich nötigenfalls sogar auf Konfrontationskurs und stritt mit meinen Ärzten.
Oft gab man mir nach, nur um mich zu beruhigen.
Ich merkte, daß ich jeden, auch den winzigsten Bereich, der meine Selbständigkeit vergrößerte, wie eine Löwin ihre Jungen zu verteidigen begann.

Alltag in Houston

In Houston geht niemand auf der Straße spazieren. Meta behauptete, es wäre überaus gefährlich und man würde allzu leicht überfallen und ausgeraubt werden. Tatsächlich ist das Straßenbild eher geprägt von arbeitslosen weißen und farbigen Jugendlichen oder von eilig – auf der kurzen Strecke zwischen Bureau und Auto – gehenden Businessmen. Gut angezogene Leute, die genüßlich die Straßen entlang spazieren, habe ich nur selten gesehen.
Ich hatte ein unglaubliches Bedürfnis nach frischer Luft.
Auch mein Hotelzimmer war vollklimatisiert und das Öffnen der Fenster nicht vorgesehen. Zuerst wollte ich sofort das Zimmer wechseln und dachte noch an

einen unglücklichen Zufall, bis man mich informierte, daß es natürlich in dem ganzen riesigen Hotelkomplex kein Fenster zum Öffnen gab. Ich fügte mich zweieinhalb Monate lang während der Dauer meines Houstoner Aufenthalts resigniert in dieses Schicksal und träumte nur jeden Morgen, während mich die gläserne Fassade des gegenüberliegenden Hochhauses anstarrte und die Nurse mich wusch, von frischer Morgenluft, die über mein Gesicht streicht.

Als Kompromiß wurde der Spaziergang nach der Physiotherapie ein fester Bestandteil des Tagesprogramms.

Hinter dem Hotel befand sich ein Wohnviertel der gehobeneren amerikanischen Mittelklasse, mit hübschen Häusern, deren Gärten bis zur Straße reichten. Entlang dieser Gärten wurde mein Rollstuhl geschoben, und ich konnte das Erblühen von Blumen und Sträuchern sowie das Ausschlagen der Bäume beobachten. Auf dem Rückweg zum Hotel kehrten wir meist in einem kleinen Restaurant ein und aßen zu Mittag. Typisch amerikanisch: ein Club Sandwich oder einen Chicken Salad (Hühnersalat) oder, wenn ich ganz frivol war, einen Hamburger. Heute weiß ich, daß diese Aktivitäten für mich unendlich wichtig waren, weil sie mich von meinem Zustand ablenkten.

Jede Woche kam jemand von der Familie oder aus meinem Freundeskreis nach Houston, um mir Gesellschaft zu leisten. Meine Schwägerin Annina Haxthausen, meine alte Freundin Emmie Montjoye, Lindi Kalnoky und meine Busenfreundin Nori Stöckert. Ein richtiger Turnus wurde organisiert. Ich war während dieser Zeit bestimmt keine anregende Gesprächspartnerin, da ich entweder deprimiert war und getröstet werden mußte, oder ich war mit mir beschäftigt und redete über meine ungewisse Zukunft, oder ich war erschöpft und lag unansprechbar im Bett. Meine Freunde und meine Familie haben mich immer wieder aufgerichtet.

Danke, danke, vielen Dank.

Es passierten auch einige komische Dinge. Als meine Freundin Nori bei mir in Houston war, unternahmen wir einmal zu zweit, ohne Nurse, einen Spaziergang. Nori wählte einen Weg, der von vornherein eher holperig aussah. Aber noch dachte ich mir nichts dabei, bis sie tatsächlich den Rollstuhl in ein Loch manövrierte, aus dem sie ihn mit eigener Kraft nicht mehr herausziehen konnte. Sofort waren etliche, zum Teil abenteuerlich aussehende Jugendliche zur Stelle, die meinen Rollstuhl aus dem Loch zogen. Sie begleiteten uns auch noch bis zum Hoteleingang, und erst der Doorman hat sie dann mit ein paar eindeutigen Handbewegungen abgewimmelt. Es war befreiend, mit Nori über so etwas lachen zu können.

Ihr Bruder Peter hat mich ebenfalls besucht und brachte einen blonden Engel mit, Deborrah. Sie beherrschte eine uralte japanische Heilmethode, mit der sie mir helfen wollte: Gin-Jin-Schizu. Bei dieser Heilmethode werden Energieblockaden dadurch aufgehoben, daß mit den Fingern bestimmte Körperstellen gedrückt werden. Da Deborrah nur zwei Hände hatte, wurden oft die anwesenden Gäste und sonstige Leute dazu veranlaßt, verschiedenste Körperstellen zu drükken. Für einen Außenstehenden muß das seltsam ausgesehen haben.

Deborrah hat mich von meinen quälenden Schulterschmerzen befreit. Ich konnte ganz vorsichtig beginnen, meine Arme zu aktivieren.
Glaubte ich anfangs nach dem Unfall noch an ein Wunder – daß ich aufwachen würde und alles wäre wieder gut –, so fand ganz allmählich und leise der Übergang zum Weg der kleinen Schritte statt.
Ich registrierte mit größtmöglicher Genauigkeit jeden auch noch so kleinen Fortschritt. Ich glaube, daß all diese kleinen Fortschritte das Muster ergeben, aus dem dann einmal ein gesunder oder normaler Bewegungsablauf gewebt ist.
Aber noch beherrschten mich Unsicherheit und Zweifel. Werde ich es schaffen? Es war die Frage, die sich unentwegt aufdrängte. Ich fragte auch pausenlos die Ärzte, die mich behandelten, wie meine Rehabilitation verliefe. Unachtsame Antworten lösten regelrechte Weinkrämpfe bei mir aus. Es genügte oft schon, wenn man achtlos von einer "Restfunktion" zu mir sprach und mir damit eine lebenslange Behinderung ankündigte. Ich konnte mich mental gerade noch mit meinem derzeitigen Zustand abfinden, aber nur als vorübergehenden Prozeß. Ich hatte unglaubliche Schwierigkeiten, andere Behinderte anzusehen oder mit ihnen zu sprechen. Ich wußte, daß das falsch war, daß ich mich diesem Problem stellen mußte, aber ich konnte es noch nicht.
Ich habe mich viele Wochen hindurch ausschließlich wie eine mühsame, hilfsbedürftige Patientin verhalten und nicht wie eine wissend überlegene Ärztin. Mein ärztliches Wissen hat mir nur insofern geholfen, als ich wußte, daß in der Medizin immer wieder Dinge

möglich gewesen sind, die zunächst unmöglich erschienen.
Aber ich glaube, das hätte ich auch ohne Medizinstudium gewußt.
Erst viel später hat mir meine Beobachtungsgabe zusammen mit meinem ärztlichen Wissen geholfen, meine Rehabilitation aus einer gewissen Distanz zu betrachten.
Aber dazwischen kamen immer wieder Zweifel und Verzweiflungsanfälle. In Houston hat mich die positive amerikanische Mentalität jeglicher Behinderung gegenüber immer wieder aufgerichtet. Eine wahre Wohltat für mich.
Diese Mentalität hat sicherlich auch die Entwicklung einer physiotherapeutischen Schule in den USA gefördert, die möglichst jede Behinderung als rehabilitierbar betrachtet und deren Besonderheit darin besteht, durch spezielle Stimuli ein funktionelles Bewegungsmuster anzubahnen.
Nach diesen Gesichtspunkten wurde die PNF-Methode, die Propriozeptive-Neuromuskuläre Facilitation, als physiotherapeutische Schule entwickelt.
Der einzelne Muskel ist nur im Zusammenspiel mit den anderen bedeutsam.
Wochen-, monate-, jahrelanges Training als dynamischer Prozeß ist erforderlich, bis ein Aufstehen, ein Schritt, ein Händedruck möglich werden. Denn letztendlich vernetzen sich alle Bewegungsmuster, und das Zusammenspiel von mehr als 600 Muskeln ergibt nicht nur die normale Funktion, sondern auch die Eleganz und Leichtigkeit der Bewegung.
Das Menschenbild in seiner Einmaligkeit und Vielfalt.

Jeder Naturerscheinung liegt ein Algorithmus zugrunde, durch dessen Wiederholung schließlich die Eleganz einer Bewegung entsteht. Elegant ist eine Bewegung nur, wenn sie immer anders, aber immer ähnlich ist, mit anderen Worten, wenn sie immer der jeweiligen Situation optimal angepaßt ist.

„Schauen Sie sich doch die Menschen genau an“, sagte mir eines Tages meine Physiotherapeutin, „alle haben einen mehr oder weniger ausgeprägten Gehfehler!“

Muß wirklich jeder Mensch durch individuelle Regelmechanismen seine Gehfehler oder seine Behinderung ausgleichen, damit sein Gang beziehungsweise er selber "normal" erscheint?

Wieder staunte ich über die Wege der Natur.

Der Bewegungsapparat stellt eine Ebene des Menschenbildes dar.

Es gibt noch viele Ebenen, die das Menschenbild abrunden.

Wir kennen nicht alle.

Neben der materiellen ist uns die geistige und die emotionelle Ebene geläufig. Unser Bewußtsein und unsere Seele.

Andere feinstoffliche Ebenen, wie unseren astralen Leib, kennen wir schon viel weniger.

Sie alle aber sind untereinander vernetzt.

Der gesunde menschliche Organismus ist ein offenes, selbstorganisiertes Regelkreissystem. Offene Systeme können auf Umweltänderungen reagieren. Offene Systeme sind adaptative Systeme. Je komplizierter sie vernetzt sind, umso flexibler sind sie.

In der Chaosforschung versteht man unter Selbstorga-

nisation, daß Inseln scheinbarer Ordnung innerhalb des Chaos entstehen. Sie werden durch Rückkoppelungsprozesse erzeugt. Diese Iterationen, wie sie auch genannt werden, verändern laufend die Ausgangsbedingungen, wodurch das System scheinbar stabil scheint, aber trotzdem in ständiger Entwicklung ist. Dieses Phänomen ermöglicht die Evolution.
Erst dann entsteht das Kunstwerk Mensch.
Erst das ist ein Menschenbild.
Der gesunde Organismus befindet sich im Zustand der Selbstorganisation. Dieselbe garantiert mittels maximaler Regulationsfähigkeit der Regelkreissysteme einen Zustand weitestgehender Stabilität.
Die Inseln der Stabilität im Chaos.
Somit kann Gesundheit als Selbstorganisation bei maximaler Regulationsfähigkeit definiert werden.
Tritt Regulationsstarre ein, kippt das System. Die Folge ist Krankheit, bis hin zum Tod.

Chaos und Ordnung

Als ich nach dem Unfall tetraplegisch, mit anderen Worten vom Hals abwärts gelähmt, im Bett lag, war das für mich die Stunde Null.
Die Stunde der Starre.
Im Zeitalter der Chaosforschung labiler Systeme, überlegte ich mir – wie sollte ich meinen Zustand bezeichnen?
Ich war reduziert auf ein paar Restfunktionen. Erschreckende Ruhe.
Die Vielfalt dynamischer Prozesse, die meinen neuromuskulären Bewegungsapparat im Fluß gehalten hatten und die einen wesentlichen Teil meiner Lebendigkeit ausmachten, waren zum Erliegen gekommen.
Diese Lebendigkeit war verloren. Einzig mein Kopf

war wie eine Glühbirne, die an einem nackten Draht hing. Fieberhaft dachte ich über meinen Zustand nach. Ich dachte über den nackten Draht nach, der mein Körper war.
Dieser war auf eine einfache, lineare Beziehung von Ursache und Wirkung reduziert worden. Hier war die Verletzung, da war die Lähmung.
War dieser Schritt irreversibel?
Die Stunde Null; die Stunde der Starre.
Ich war "in Ordnung".
Es herrschte naturwissenschaftliche "Ordnung" oder die Nachvollziehbarkeit von Ursache und Wirkung. Hier war der Schlag gegen das Genick, da war die Lähmung. So sieht die Reduktion eines dynamischen Biosystems aus.
Bewegung und Lähmung sind ein holistisches Gegensatzpaar. Das ist kein Widerspruch, sondern ein dialektisches Prinzip.
Mathematisch gesprochen war ich eine einfache, lineare Gleichung geworden und nicht mehr eine solche komplexer Natur, mit unendlich vielen Unbekannten, wie sie dynamische oder lebendige Systeme – per definitionem – charakterisieren. Ich hatte mir das Genick gebrochen und war daher querschnittgelähmt. Ich war naturwissenschaftlich durchleuchtet. Reduziert in naturwissenschaftlicher Transparenz.
Eine starre Ordnung in einem lebendigen System signalisiert immer eine schwere Störung desselben.

Jedes lebendige, offene oder dissipative System zeichnet sich durch ungezählte Mechanismen aus, die es immer wieder in die Lage versetzen, sich den sich än-

dernden Bedingungen seines inneren und äußeren Milieus anzupassen.
In Wirklichkeit befinden wir uns auf einer ständigen Gratwanderung zwischen der Starre der Ordnung und der chaotisch anmutenden Lebendigkeit unseres Daseins.
Ich liege gelähmt im Bett, und das Gegensatzpaar Ordnung und Chaos bildet ein holistisches Bewußtsein, dem ich mich nicht entziehen kann.
Ich weiß, das eine geht nicht ohne das andere, aber wie gerne wäre ich auf der gesunden Seite.
Kranksein ist ein der Menschheit auferlegtes Gut.
Regelmäßig überfällt mich ohnmächtige Wut abwechselnd mit Resignation, wenn ich vergesse, daß dieser Satz auch die Gesundung beinhaltet.

Der amerikanische Mathematiker Benoit Mandelbrot entdeckte in den 70er Jahren eine Formel für nicht lineare Gleichungen, durch die gewisse komplexe Systeme mathematisch dargestellt werden können: Die sogenannte "Mandelbrot-Menge", deren graphische Umsetzung eine sich selbst ähnliche, wiederholende Figur ergibt. Dieses Mandelbrotsche "Apfelmännchen" zeigt, daß jedem chaotischen Zustand eine Ordnung innewohnt, deren Ergründung sich die Chaosforschung (als Disziplin der Physik) stellt. Es handelt sich dabei um Gesetzmäßigkeiten innerhalb lebendiger Systeme und ist das Gegenteil jeglicher starren, naturwissenschaftlichen Ordnung.
Wäre ich Patientin des 21. Jahrhunderts, könnte ich zu meinem Arzt sagen: „Herr Doktor, ich bin nicht mehr im Chaos!“ und mein Arzt würde antworten:

„Seit wann sind Sie denn in Ordnung?", und ich würde darauf antworten: „Seit dem 28. Dezember 1992, 11 Uhr vormittags!"
Das ist das Datum meines Unfalls.
Alle Ebenen unserer Lebendigkeit sind durch unzählige, fein aufeinander abgestimmte Mechanismen miteinander vernetzt. Die starre Ordnung signalisiert Krankheit bis hin zum Tod. Meine Tetraplegie war eine solche starre Ordnung.

Voltaire: „Zufall ist ein Wort ohne Sinn; nichts kann ohne Ursachen geschehen."

Rückkehr zur Lebendigkeit

Ich machte eine faszinierende Feststellung: Die Rückkehr der gelähmten Muskulatur erfolgt nicht voraussagbar oder linear, sondern – chaotisch.
Launisch, fast wie ein Zufall, wenn es einen solchen gäbe, kommen einzelne Muskelfunktionen zurück. In der Natur aber gibt es keine Zufälle. Das wußte schon Spinoza, als er schrieb: "Nichts in der Natur ist zufällig ... Etwas erscheint nur zufällig aufgrund der Unvollständigkeit unseres Wissens."
Niemand konnte mir jemals die Frage beantworten, wann ich diese oder jene Muskelfunktion wieder zurückerlangen würde. Plötzlich war sie da.
Überraschend.
Die Frage hätte sich auch erübrigen können. Wenn

nämlich Nichtlinearität eine essentielle Eigenschaft lebendiger Strukturen beziehungsweise Prozesse ist, so bedeutet es nicht mehr und nicht weniger, als daß die Koppelung zwischen Ursache und Wirkung nicht linear ist. Es kann daher das Muskeltraining nicht als Maß für die zeitliche Aussage der definitiven Muskelfunktion herangezogen werden. Auch wenn ich noch so eifrig trainiere. Es findet keine einfache Verschiebung meines Lähmungszustandes in Richtung Bewegung durch das tägliche Muskeltraining statt, sondern durch zum Teil rückgekoppelte Wechselwirkungen entstehen neue, bis dahin nicht vorhanden gewesene Verhaltensweisen. Ein Phänomen, das vom Physiker E. Lorenz als Butterflyeffect bezeichnet wurde, und erstmals die Unvoraussagbarkeit des Wetters als Flügelschlag – eines Schmetterlings in Kalifornien definierte, der bei entsprechenden Bedingungen einen Taifun im Indischen Ozean auslösen kann. Die Unvorhersagbarkeit ist Teil des nichtlinearen oder chaotischen Verhaltens und nicht ein Mangel an Beschreibungsmöglichkeit desselben, wie man bei oberflächlicher Betrachtungsweise annehmen könnte.

Mein Heilungsprozeß ist von rückgekoppelten Phasenübergängen geprägt, die nicht voraussagbar und für ein dynamisches System immer ein kritischer Moment sind. Dabei werden chaotische Situationen durchschritten, die sich erst dann zu neuen, höheren Ordnungen stabilisieren können.

Ich bemerkte, daß jedesmal bevor eine neue Muskelgruppe zurückkam, ich besonders ungeschickt war, ich besonders arge Schmerzen hatte, ich besonders oft das Gleichgewicht verlor und die Spasmen mich besonders quälten. Dann beutelte ich mich zu einer neuen, höheren Ordnung zusammen und konnte um eine Nuance besser gehen oder hob den Fuß um einen Millimeter höher oder blätterte endlich eine Seite in meinem Buch normal um.

Das ist der Prozeß, den wir als Geduld bezeichnen.

Daher sind die Fragen: „Wann werde ich wieder gehen können, und wann werde ich wieder schreiben können?", nicht beantwortbar, denn die Unvoraussagbarkeit ist ja Teil des Verhaltens.

Auch wenn diese Fragen dem Patienten noch so sehr auf der Zunge brennen.

Die Rückkehr der gelähmten Muskulatur zu brauchbaren Funktionen unterliegt jener Gesetzmäßigkeit, die dynamische Systeme prägt.

Algorithmen überführen die teilweise gelähmte Muskulatur in immer andere, aber immer ähnliche Zustände und garantieren so ihre Anpassungsfähigkeit.

Kurzfristige Turbulenzen lassen explosionsartig neue Bewegungsmuster entstehen, die aber den vorangegangenen immer ähnlich sind. Das sind Phasenübergänge, wie wir sie in der Natur an allen Bifurkationspunkten finden.

Die Rehabilitation ist eine Rückkehrbewegung zum verlorengegangenen Ursprung. Die Rückkehrbewegung zur Lebendigkeit.

Sie kann nicht nach einem linearen Ursache-Wirkung-Prinzip erfolgen, denn ich verdichte mich ja wieder zur Lebendigkeit.

Und genauso wie sich durch tägliche, gezielte Bewegungsübungen aus einzelnen Muskeln letztendlich

Muskelketten zu einer Funktion verdichten, haben sich in den vergangenen fünfzehn oder zwanzig Milliarden Jahren seit dem Urknall Teilchen durch die Schwerkraft zur Materie des Universums verdichtet, haben Galaxien aufgebaut. Aus den Galaxien bildeten sich dann Sterne und stellare Systeme. Wie im kleinen so im großen.
Und Gaia, die göttliche Erde, ist eingebettet in Galaxien und stellare Systeme. Sie atmet mit ihnen. Und der Mensch ist ihr geomantisches Spiegelbild.
Durch ihn gestaltet sich Ganzheit und Individualität.
Die Physiotherapie ist der täglich stattfindende dynamische Prozeß, dem ich mich unterziehen muß, damit rudimentäre Muskelfunktionen zu Muskelketten anspringen und schließlich zu normalen Bewegungsabläufen verdichtet werden können.
Jede Physiotherapiestunde widerspiegelt den Zustand meiner Muskulatur. Sie ist meinem neuromuskulären Zustand ähnlich und doch immer anders, sonst würde sie ja nichts bewirken und wäre nicht dynamisch beziehungsweise iterativ.
Diese gefundene Gesetzmäßigkeit hat meine Rehabilitation entscheidend geprägt. Ich fühlte mich in ein Naturgesetz eingebunden, das ich nur befolgen muß, um zum Erfolg zu gelangen. Dieses Gesetz besagt, daß jeder Naturerscheinung ein Algorithmus zugrunde liegt, durch dessen Wiederholung sich seine Struktur in der luxurierenden Fülle, wie wir sie von der Natur her gewohnt sind, entfalten kann.
So mache ich täglich mein Muskeltraining so oft und so lange, bis meine Leistungsgrenze erreicht ist. Es ist mein Algorithmus.

Spätestens an dieser Stelle drängt sich die Frage auf, warum ausgerechnet bei mir eine Rehabilitation möglich war und bei so vielen anderen Querschnittpatienten nicht. Naturgesetze gelten doch für alle.
Die Rehabilitation hängt von der Natur der Verletzung und der Erstversorgung ab. Je schneller das komprimierte Rückenmark entlastet wird, umso besser die Prognose. In der Stunde Null hat die Schulmedizin als reparative Medizin Vorrang. Der Unfall ist ein linearer Prozeß, bei dem der Rückenmarkskanal durch einen luxierten oder gebrochenen Wirbelkörper komprimiert wird. Folgerichtig muß der verlegte Rükkenmarkskanal wieder durchgängig gemacht werden. Das geschieht durch den operativen Vorgang der Verplattung des gebrochenen Wirbelkörpers. Damit wird die Voraussetzung geschaffen, daß sich die komprimierten Nervenbahnen des Rückenmarks regenerieren können.
Diese Erstversorgung wurde bei mir erfolgreich durchgeführt. Erfolgt sie zu spät oder sonstwie mangelhaft, wird die Prognose sprungartig ungünstiger.
Am Anfang der Rehabilitation steht demnach ein linearer Prozeß. Das ist die operative Versorgung der gebrochenen Halswirbelsäule und die lebenerhaltenden Maßnahmen auf der Intensivstation.
Danach erfolgt der schleichende Übergang zum Chaos. Oder zur chaotisch anmutenden höheren Ordnung lebendiger Systeme.
Das Leben quillt aus der Starre. Fast aus dem Tod noch.

In der Praxis sieht der Prozeß banal aus.

In meiner tetraplegischen Zeit wurde ich in den Rollstuhl verfrachtet, meine Füße wurden auf die Fußstützen gestellt, und ich mußte stundenlang so verharren. Für mich war das ein Alptraum aus dem ganz einfachen Grund, weil ich mich bewegen wollte. Als erstes bemerkte ich, daß ich unter unendlicher Anstrengung den linken Fuß von der Fußstütze auf den Boden stellen konnte. Ich übte verbissen, wochenlang, bis es wie von selber ging. Dann kam der rechte Fuß dran. So erweiterte ich konsequent und systematisch meinen Bewegungsradius im Rollstuhl.
Einzig das "geschickte" Rollstuhlfahren, das eines gezielten Armtrainings bedarf, erlernte ich nicht. Ich empfand die Bewegung mit den Armen, die die Rollstuhlräder nach vorne schubsen, als unästhetisch. Außerdem wollte ich das gar nicht lernen, weil ich sowieso nicht im Rollstuhl bleiben würde. Ich hatte eine heftige Auseinandersetzung mit meinen Therapeuten. Sie gaben letztendlich nach.
Lange war die Gratwanderung in Richtung Lebendigkeit.
Aber der Weg dorthin ist gleichzeitig das Ziel.
Es ist ein Prozeß.
Ich erlebte die schrittweise Aufrichtung meines Körpers. Vom Liegen zum Sitzen, vom Sitzen zum Stehen und vom Stehen zum Gehen mit unendlich vielen Zwischenstufen. Ich erlebte die schrittweise Integration meiner einzelnen Körperteile zu einem Ganzen.
Eine Art Wiedergeburt.
Ein lebendiges System, das durch einen Unfall, wie er mir passierte, in den Zustand der starren Ordnung geraten ist, kann nur wiederum durch dynamische Pro-

zesse in seine Ausgangsposition, in seine Lebendigkeit zurückgebracht werden. Die Dynamisierung oder das Wiederlebendigmachen meines gelähmten Körpers erfolgt schrittweise, durch einander immer ähnliche, dynamische Prozesse – Iterationen.

Das waren die Physiotherapiestunden.

Jede Physiotherapiestunde hat ihren aus bestimmten Erkenntnissen gewonnenen, wenn man so will, starren Aufbauplan. Und ist doch nur gut, wenn sie immer anders ist und sich der jeweiligen Kondition des Patienten anpaßt. Immer ähnlich, aber immer anders.

Ich erinnere mich, wie fasziniert ich war, als ich das erste Mal am Computer das Mandelbrotsche "Apfelmännchen" anstarrte, die formal mathematische Darstellung vernetzter Strukturen. Immer anders, aber immer ähnlich präsentiert es sich in den einzelnen Verdichtungsstufen.

Das ist die Ähnlichkeitsregel, wie wir sie überall in der Natur finden.

Diese Gesetzmäßigkeit machte mich ruhig und abwartend. Langsam bekam ich die so notwendige, beobachtende Distanz zu meinem Leiden.

So schlimm all die Monate der Rehabilitation waren, so verzweifelt ich oft über die Langsamkeit der Fortschritte war, die Kontinuität derselben widerspiegelte Gesetzmäßigkeit.

Der dynamische Prozeß, dem ich mich täglich unterziehen mußte, oder die Iteration, war die Physiotherapie. Täglich turnen und nach der PNF-Methode Bewegungsmuster anbahnen – das mußte letztendlich zur Rehabilitation führen.

Ich hatte eine schwere Kompression des Rückenmarks

in der Höhe des fünften und sechsten Halssegments durch eine Luxationsfraktur des fünften Halswirbelkörpers erlitten.
Ich war tetraplegisch.
In diesem Zustand kam ich sechs Wochen nach meinem Unfall zu Dr. Dimitrijevic, Division of Restaurative Neurology and Human Neurobiology in Houston, Texas.
Ich konnte meine Unterarme etwas beugen; es waren keine Beugebewegungen, sondern leichte Wackelbewegungen; den linken Arm konnte ich ganz leicht strecken; meinen linken Fuß konnte ich ganz leicht beugen und strecken. Alle diese Bewegungen konnte ich höchstens zwei- bis dreimal durchführen, dann war der Muskel erschöpft. Ich mußte mit einem Bettkran zur Physiotherapie aus dem Bett gehoben werden. Ich mußte eine Windelhose tragen, und das An- und Ausziehen waren unendlich mühsame Prozeduren, da sie liegend erfolgten. Ich konnte nicht allein essen, und sämtliche Manipulationen, meine Körperpflege betreffend, mußte vom Pflegepersonal durchgeführt werden.
Die Physiotherapie wurde mit einer unerbittlichen Konsequenz durchgezogen.
Ich mußte knien, sitzen, stehen und gehen und alle dazu erforderlichen Übungen aktiv und passiv machen. Von Anfang an. Immer in der gleichen Manier.
Ich mußte mir Bewegungsabläufe, von deren aktiver Durchführung ich noch meilenweit entfernt war, mental vorstellen. Das fiel mir besonders schwer und konnte nur in meditativer Versenkung erreicht werden.

Am Ende meines Houstoner Aufenthalts, zweieinhalb Monate später, konnte ich mit wenig fremder Hilfe aufstehen, zwischen dem Transfer vom Rollstuhl ins Bett oder vom Rollstuhl ins Auto die erforderlichen Schritte tätigen; ich konnte im Gehbarren, von hinten gestützt, ein paar Längen gehen; ich konnte mit meiner rechten Hand recht manierlich essen. Meine körperliche Verfassung war so gut, daß ich in der 1. Klasse nach Hause fliegen konnte.
Was ist das Geheimnis dieser Rehabilitation?
Einer Rehabilitation, die von den meisten mich behandelnden europäischen Ärzten für unwahrscheinlich gehalten wurde.
Ich sprach darüber mit Dr. Di.
„Schauen Sie", sagte er, „in Ihrem Fall war es schon im Frühstadium evident, daß es sich nur um eine inkomplette Querschnittläsion handelte. Als ich Sie das erste Mal in Wien sah, gab es viele Anhaltspunkte, die auf ein baldiges (in der Neurologie denkt man immer nur in Monaten und Jahren) Zurückkommen der motorischen und sensiblen Funktionen hinwiesen. Unter diesen Umständen ist es am wichtigsten, nicht nur die Muskulatur, sondern auch das Zentralnervensystem und das Rückenmark vor den Folgen zu bewahren, die sich aus der Tatsache ergeben, daß sie nicht benützt werden."
Jedermann weiß, daß die Muskulatur atrophiert, wenn man infolge eines Knochenbruchs sein Bein nicht belasten und bewegen kann.
Etwas ähnliches scheint mit dem Zentralnervensystem beziehungsweise dem Rückenmark zu geschehen. Adäquate Reize oder eine adäquate Stimulation

sind erforderlich, um es zur Regeneration anzuregen. Die neuromuskuläre Elektrostimulation liefert das adäquate Reizmuster für die afferenten Bahnen zum Rückenmark und weiter zum Gehirn. Wie mit einem Spielzeug wird dadurch das Zentralnervensystem beziehungsweise das Rückenmark zur Aktivität (zum Spielen) angeregt. Dadurch verhindert man die biologische Degeneration des Zentralnervensystems und des Rückenmarks, die sich aus der Inaktivität ergibt. Im Augenblick, da Bewegungen auftreten, verhindern die Impulse die weitere Degeneration afferenter Nervenbahnen.

Die neuromuskuläre Elektrostimulation benützt die Elektrizität nur deswegen, weil sie ein adäquates Reizmuster für die Regeneration der afferenten Nervenbahnen darstellt, wenn diese zeitweilig etwa durch ein Trauma unterbrochen sind.

Komplementiert wird dieses Reizmuster durch physiotherapeutische Maßnahmen. Es handelt sich dabei um aktive und passive Bewegungsübungen, es handelt sich um die Dehnung der Gelenke und der Muskulatur, um die Anwendung von Vibratoren und die Anwendung von Kälte in Form von Eisbeuteln.

All diese Maßnahmen sind gleichrangig und bilden zusammen das biologische Reizmuster, das Rückenmark und Zentralnervensystem zur Regeneration stimuliert.

Es sind viele Tricks dabei, wie man das Zentralnervensystem und das Rückenmark stimulieren kann. Eine Therapeutin riet mir, als ich über meine Überempfindlichkeit der Haut klagte, mich zu bürsten. Das Bürsten meines Körpers stellte sich als wahre Wohltat heraus

und hat nicht nur nach und nach meine Überempfindlichkeit, sondern auch meine Spasmen beseitigt.
Ich habe am eigenen Körper das Wirksamwerden biologischer Wechselbeziehungen und Rückkoppelungsprozesse erlebt. Die materielle Ebene war vorgegeben: meine Rückenmarksverletzung und meine Lähmungen. Das Stimulierungsmuster waren die Elektrostimulation und die Physiotherapie. Die tägliche (schrittweise) Anwendung führte über biologisches Feedback zur Verdichtung von Bewegungsmustern und damit letztendlich zu brauchbaren Funktionen.
Wenn mein Körper als dynamisches System betrachtet wird, so können die täglich angewandten Stimulierungsmuster als dynamische Prozesse oder Iterationen bezeichnet werden, die zu einer schrittweisen Förderung des Genesungsprozesses insgesamt führen. Die einzelnen Schritte sind immer anders, aber immer ähnlich, und das endgültige Bewegungsmuster beinhaltet alle einzelnen Schritte, so wie jeder einzelne Schritt in sich die Ganzheit des vollständigen Bewegungsmusters birgt.
Dynamische Prozesse sind die Voraussetzung für die Vielfalt, aber auch die Ganzheit sämtlicher Formen und Zustände unserer Natur, aber auch unseres Planeten sowie des gesamten Kosmos.
Die formale Beschreibung dieser Gesetzmäßigkeit erfolgt durch die fraktale Geometrie und die Theorie dynamischer Prozesse.
Fraktale – nach B. Mandelbrot, der sie gefunden hat – sind die wahren Formen der Natur. Die ursprüngliche Form, in dieser unglaublichen Vielfalt von Formen, wie wir sie in der Natur stets antreffen, ist einfach.

Erst die schrittweise Verdichtung einer ursprünglich einfachen Form ergibt die Vielfalt. Diese Verdichtung von Formen zur Vielfalt ist ein Prozeß. Immer wieder stehe ich staunend und tief ergriffen vor der Schönheit und Perfektion der Natur. Ich fühle mich eins mit ihr. Ich schwinge mit ihr.

Es kämen nicht die Saiten meiner ganzen Person ins Schwingen, wäre ich nicht auch nach dem gleichen Prinzip geschaffen. Und so weiß ich, daß ich ein Teil der Natur bin und auch ich ihre Schönheit und Perfektion widerspiegle.

Diese dynamischen Prozesse oder Iterationen bewirken, daß die Formen oder Strukturen, auf die sie einwirken, immer anders, aber immer ähnlich dem vorausgegangenen sowie dem kommenden Schritt sind.

Dieses Prinzip gilt nicht nur für die materielle Ebene, sondern auch für die feinstofflichen Ebenen, die sie überschneiden. An den Schnittpunkten sind Phasenübergänge möglich. Ein solcher Schnittpunkt ergibt sich, wenn die Vorstellung von einem Bewegungsablauf einen imperativen, vielleicht absurd anmutenden Impuls auslöst. Verdichtet sich aber dann tatsächlich die Idee einer Bewegung zu einer Funktion, löst Staunen die anfängliche Absurdität des Unterfangens ab. Beides wäre nicht notwendig, würde man die Gesetzmäßigkeit lebendiger Strukturen kennen.

Materie und Anti-Materie sind nicht exakte Spiegelbilder, sondern weisen subtile Asymmetrien auf. Sie sind einander ähnlich.

Mein Werdegang zur homöopathischen Ärztin

Die Ähnlichkeit der Formen zwischen den Iterationen ist das Aufbauprinzip der Vielfalt oder der Ganzheit der Natur, der Erde, des Planeten, des Kosmos.
Mir wird immer schwindelig, wenn diese Naturgewalt – Gesetzmäßigkeit ist ein so trockenes Wort – das Gegensatzpaar Einfachheit und Vielfalt zur Ganzheit verbindet.
Die Homöopathie ist eine holistische Heilmethode, welche die Ähnlichkeit zum methodologischen Prinzip ausweist.
Die Gültigkeit dieses Prinzips findet sich in der Auswahl der Arznei für einen Patienten bestätigt. Die Arznei muß dem Krankheitsbild des jeweiligen Patienten ähnlich sein.

Zum besseren Verständnis dieser Aussage sei angeführt, daß die Ähnlichkeitsregel der Homöopathie ein holistisches Prinzip ist, das für die gesamte Natur Gültigkeit hat. Alle Vorgänge in dynamischen Systemen, ob es das Wetter ist, die Turbulenzen eines Wasserlaufs, die Wuchsformen eines Waldes oder der Verlauf einer Krankheit, unterliegen vom Aufbau her einer schrittweisen Verdichtung. Wobei jeder einzelne Schritt sich vom vorausgegangenen, aber auch vom kommenden unterscheidet, immer anders, aber immer ähnlich ist. Die Gesetzmäßigkeit dynamischer Systeme kann daher nur durch analoges Denken im Sinne der Ähnlichkeit geschaut werden.

Lange Zeit habe ich die Homöopathie nicht begriffen. Ich begriff nicht diese Ähnlichkeit, mit der gearbeitet wurde.
Eine Arznei, die ich in meiner Hand halte, soll einem kranken Patienten ähnlich sein, um ihn heilen zu können. Noch dazu sind in der Arznei meist nur äußerst geringfügige Mengen der eigentlichen Wirksubstanz enthalten. Das geht so weit, bis in der Arznei überhaupt nichts mehr drin ist, weil die Wirksubstanz wegverdünnt wurde. Ein Arzneimittelherstellungsverfahren, das die homöopathischen Ärzte stolz als Potenzierungs- oder Dynamisierungsverfahren bezeichnen.
Mein analytisch geschulter Verstand wehrte sich vehement dagegen. Da gab es zu viele Unbekannte. Dichtung und Phantasie schienen Daten und Fakten abzulösen. Und diese waren es doch, die ich in der Medizin brauchte. Dachte ich.

Aber da saß mein verehrter Professor und verkündete: „Die Homöopathie ist einfach!"
Ich verdrehte die Augen gen Himmel, und als er es sah, meinte er mit einem Zwinkern dieser gütigsten Augen: „Frau Doktor, vergessen S' Ihre Wissenschaft!"
Jetzt hätte ich zwei Möglichkeiten gehabt: entweder aufzustehen und zu sagen: „Meine Wissenschaft (meine sauer erlernte – das hätte ich natürlich nicht zugegeben) will ich nicht vergessen!" und zu gehen, immerhin war ich angehende Fachärztin für Orthopädie und eine engagierte und interessierte – Schulmedizinerin.
Die zweite Möglichkeit aber passierte mir. Ich saß wie angewurzelt auf meinem Sessel, wie ein geschocktes Karnickel im Weichbild des Feindes, und riß die Augen auf. So als sollte diese ungeheure Information via Augen in mein Gehirn dringen, sich dort ausbreiten und mich die Wissenschaft vergessen lassen.
Inzwischen verkündete mein Professor weiter: „Ihr Werkzeug sind die Arzneimittelbilder! Ein homöopathischer Arzt muß fleißig sein!"
Da war sie wieder, die Ähnlichkeit.

Die Arzneimittelbilder sind Kunstkrankheiten, die entstehen, wenn ein gesunder Mensch über einen bestimmten Zeitraum hinweg eine homöopathische Arznei einnimmt.
Diese Kunstkrankheit beziehungsweise die dahinterstehende Arznei muß der tatsächlichen Krankheit ähnlich sein, um sie zu heilen.
Ich stürzte mich in das Studium der Arzneimittelbilder. Ich las sie allesamt, die großen homöopathischen

Arzneimittellehren, und fand vor allem etwas Verblüffendes: die Sprache!
Mit zunächst eigenartig blumig-verschnörkelten Sätzen wurden die vielen Symptome, die im Rahmen eines Arzneimittelversuchs entstehen, geschildert. Alle homöopathischen Arzneien sind an gesunden Menschen geprüft worden. Das sind die Arzneimittelversuche.
Die Beobachtungsfähigkeit der alten Ärzte begeisterte mich. Sie war genauso wie die Sprache der großen homöopathischen Arzneimittellehren; vielfältig, feinfühlig und ausdrucksvoll. Fieber wurde erst zum homöopathischen Fieber, wenn man registriert hatte, ob der Patient schwitzt oder nicht. Ob er reichlich schwitzt und wonach der Schweiß riecht. Ob der Patient rot oder blaß ist, ruhig oder unruhig. Ob seine Haut trokken oder feucht ist und sich kalt oder warm anfühlt. Die Liste der Beobachtungen schien unendlich zu sein.
Ja, ich lernte wieder sehen. Ich lernte hören, begreifen, erfühlen. Ich begriff an diesem einfachen Beispiel "Fieber" die Vielfalt an Symptomen als den eigentlichen Prozeß, mit dem sich Fieber darstellen kann. Und ich begriff auf dieser Ebene auch die Ähnlichkeit zu den passenden Arzneien.
Es begann eine Zeit, in der ich aufgrund meiner Kenntnisse über Arzneimittelbilder homöopathisch schon recht gut unterwegs war.
Aber ich wußte, daß das nicht das eigentliche Wesen der Homöopathie war.
Über die Beobachtung der Modalitäten lernte ich das Reaktionsvermögen des Patienten auf angeborene

oder erworbene Schwächen abzuschätzen. Ich drang zu seiner Konstitution vor. So fand ich viele richtige Arzneien.
Ich war mir aber bewußt, daß auch das nicht das Wesen der Homöopathie war.
Erst viel später verstand ich, daß die Homöopathie eine Medizin der Person ist: Den Kranken in seiner Einmaligkeit erfassen und seine Individualität erkennen. Dann kann man aufgrund der Ähnlichkeit zu einem Arzneimittelbild den Kranken oft mit nur einer einzigen Gabe einer hochpotenzierten Arznei heilen.
Similia similibus curantur.
Für jeden Kranken wächst irgendwo eine Heilpflanze. Die Kunst ist es, sie nach der Ähnlichkeit zu finden und in der richtigen Zubereitung zu verordnen.
Aber nur wenn man ein Arzneimittelbild prozeßhaft sieht, im schrittweisen Aufbau und Abklingen der Symptome, ist man imstande, die Ähnlichkeit zu einer Krankheit mit ihrem ebenfalls schrittweisen Aufbau beziehungsweise Abklingen zu schauen. Wenn man diese Ähnlichkeit schaut, hat man die richtige Arznei an der Hand. Das war meine Versöhnung mit der Medizin, mit der sanften, aber dauerhaft heilenden Medizin. Mit der Homöopathie.

Das Herstellungsverfahren homöopathischer Arzneien weist den Verdichtungs- oder dynamischen Prozeß in Form der sich stets gleichartig wiederholenden Verschüttelung und Verdünnung der Arznei zwischen den einzelnen Potenzierungsstufen aus.
Mit zunehmender Potenz richtet sich die Arznei auf, und ihre feinstoffliche Wirksamkeit verdichtet sich.

Die Analogie bei der Rehabilitation drängt sich auf: Die Muskulatur verdichtet sich durch ständiges Training zu einem vollständigen, einem perfekten Bewegungsmuster. Das Training muß richtig sein. Es muß passen. Es muß der teilweise paralytischen Muskulatur ähnlich sein.

Die einzelnen Schritte oder Aufbaumuster der Muskulatur sind untereinander immer anders, aber immer ähnlich. Auch das endgültige Bewegungsmuster birgt in sich sämtliche vorausgegangenen unvollständigen Muster. In der Ganzheit eines Bewegungsmusters findet sich die Vielfalt der einzelnen Schritte, und alle Schritte sind untereinander ähnlich.

Das Trainieren der falschen Muskeln kann nicht ein funktionsfähiges Bewegungsmuster ergeben.

Genauso muß der dynamische Prozeß oder die Iteration der jeweiligen Form angepaßt sein, wenn sie zu ornamentaler Vielfalt verdichtet werden soll. Bei der Rehabilitation spricht man dementsprechend nicht von Training, sondern von Physiotherapie. Die Physiotherapie muß eben anders sein als das Muskeltraining eines gesunden Menschen, weil sie der kranken Muskulatur, mit der sie es zu tun hat, angepaßt sein muß.

Dann erlebt man immer wieder dieses unglaubliche Phänomen, daß sich bei gleichbleibendem Training monatelang nichts verändert, und plötzlich ist das Bewegungsmuster, ist der Erfolg da.

Noch größer wird das Erfolgserlebnis, wenn sich die einzelnen Bewegungsmuster durch Rückkoppelungsprozesse und Wechselwirkungen untereinander vernetzen. Dann wird der Bewegungsapparat des Menschen in seiner Vielfalt, aber auch in seiner Einmaligkeit sichtbar.

Letzte Wochen in Houston

In Houston habe ich gegen Ende des dritten Monats gelernt, mit fremder Hilfe aufzustehen und zu stehen. Der Transfer vom Bett in den Rollstuhl konnte dann stehend mit ein paar Schrittchen erfolgen. Mein rechtes Bein mußte aber immer in Richtung des zu machenden Schrittes gestellt werden.
Das war ein immenser Erfolg, wenn man bedenkt, daß man mich, als ich in Houston ankam, noch mit einem Spezialkran aus dem Bett heben mußte.
Dieser Spezialkran wurde dann von einem Rutschbrett abgelöst, als ich im zweiten Monat gelernt hatte, auf der Bettkante einigermaßen stabil zu sitzen. Ich wurde vom Bett auf das Rutschbrett gesetzt und von dort in den Rollstuhl. Ich träumte damals davon, ste-

hen zu können. Aber man erinnere sich – das war ja gerade im Training und erfolgte, indem mich Diana von hinten und Faustine von vorne hielten, bis mein Kreislauf streikte. Später stellte man mich in ein Stehbrett; zuerst fünf Minuten, dann zehn Minuten usw. bis zu einer Stunde.

Nach dem Stehbrett kam der auffahrbare Rollstuhl.

Um die Mitte des fünften Monats – ich war damals schon im Maria-Theresien-Schlössel in Wien – stellte mich meine dortige Physiotherapeutin wieder einmal mit meinem Rollstuhl vor den Gehbarren.

Und da stand ich auf einmal allein, ohne fremde Hilfe auf.

Ich weinte vor Freude.

Ich stand mehrmals hintereinander allein auf. Ich konnte es nicht glauben.

Zwar spürte ich noch immer nicht meine Hände, die sich am Gehbarren festhielten, aber ich konnte sie mit den Augen kontrollieren und so in der richtigen Position halten.

Mindestens hundert Physiotherapiestunden hatten sich zum Muster des Aufstehens verdichtet.

Ich habe einen Prozeß durchgemacht.

Eine weitere positive Entwicklung fand in dieser Zeit statt: Ich konnte in der Folge auch allein im Gehbarren gehen.

Aber zurück nach Houston: Dort war von alledem natürlich noch keine Rede.

Die große Belastung für den Patienten während einer Rehabilitation ist die Tatsache, daß sich monatelang subjektiv nichts für ihn ändert.

Vom ersten Tag bis zum letzten wurde ich in Houston im Bett liegend gewaschen, wurden mir von einer Nurse die Zähne geputzt, das Gesicht eingeschmiert und die Haare gebürstet. Mein Weg in die Selbstständigkeit verlief nur millimeterweise, so daß ich ihm vor allem anfangs nicht folgen konnte.
Ich brauchte sehr viel Trost und geistige Zuwendung in dieser Zeit, bis ich mich zu diesem Weg der kleinen Schritte bekennen konnte.
Es dauerte lange, bis ich Freude über jeden kleinen Schritt empfand. Nichts war mehr selbstverständlich.
Ich konnte zunächst besser mit der linken Hand essen.
Eines Morgens, es war im Hotelzimmer in Houston, beschloß ich, mit der rechten Hand zu essen. Die linke mußte dabei die rechte Hand zum Mund führen. Ich bekam anfangs regelmäßig Zornanfälle, wenn mir Speisereste herunterfielen oder ich sonstwie patzte.
Als ich mir drei Monate später das erste Mal allein die Zähne putzte, riß ich mir das Zahnfleisch blutig. Einen Wutanfall konnte ich vermeiden. Es überwog bei weitem die Freude.
Desgleichen geschah, als ich mir um dieselbe Zeit etwa das Gesicht selber eincremte und mich dabei mit den eigenen Nägeln verletzte.
Es ist ein Prozeß, den Weg der kleinen Schritte zu sehen, zu akzeptieren und sich darüber zu freuen.
Es ist ein Prozeß, ihn als eine Gesetzmäßigkeit zu erkennen, dem wir naturgemäß unterworfen sind.
Das Wunder ist dieser Weg der kleinen Schritte, denn sie werden eines Tages das große Wunder möglich machen.
Ob ich ein solches erleben werde?

Ich glaube, ich habe schon eines erlebt: Es war die schrittweise Aufrichtung meines Körpers.

Insgesamt verbrachte ich zweieinhalb Monate in Houston. Das Auffallendste war die positive Einstellung, die jeder meinem Zustand gegenüber zeigte. Von einem Tag auf den anderen war ich nicht mehr bettlägerig. Zum ehestmöglichen Zeitpunkt hatte man mich in das Hotel übersiedelt. Dort wurde ich selbstverständlich in der Früh angezogen. Man hatte mir lustige T-Shirts und Jogginghosen besorgt. Dann wurde ich in den Rollstuhl übersiedelt. Das Frühstück fand im Wohnzimmer meiner Hotelsuite statt. Ein Kellner kam und fragte mich nach meinen Wünschen. Nach dem Frühstück fuhr ich zur Physiotherapie in den mit dem Hotel verbundenen Medical Tower. Ich bekam das Gefühl, wieder Dinge entscheiden und tun zu können.

Zu Ostern kam mich meine Familie besuchen. Ich hatte schon solche Sehnsucht nach ihr gehabt, und meine Freude war unbeschreiblich.

In meine Hotelsuite kam Leben. Lila und Karl-Philip gingen pausenlos einkaufen. Houston schien ein Einkaufsparadies zu sein, und täglich wurden neue Einkaufsbedürfnisse entwickelt. Auch für mich wurde eingekauft: T-Shirts, Jogginghosen. Mein Kasten füllte sich mit Kleidungsstücken, die ich vordem kaum angeschaut hätte.

Die Kinder jedoch argumentierten, wie praktisch das alles für mich sei.

Der amerikanische Einkaufshimmel fand für mich seinen vorläufigen Höhepunkt in Form eines T-Shirts, mit dem meine Tochter Lila eines Nachmittags zurückkam: "I shop, therefore I am!" stand darauf zu lesen.

Die geglückte Fusion cartesianischer Philosopie mit den martialischen Einkaufsstrategien der USA!

Mein ältester Sohn, Aki, distanzierte sich deutlich von allen Einkaufsaktivitäten. Er vermißte das Wiener Kaffeehaus und seine gewohnte Zeitung. Statt dessen philosophierte er häufig mit Faustine über Frauen im allgemeinen und über sie im besonderen. Faustine, ein durchaus attraktives Mädchen, konnte herrlich blödeln.

Ein Ausflug ist mir in lebhafter Erinnerung geblieben. Kary hatte eine überlange Limousine gemietet, in welcher ich in halb liegender Position befördert werden konnte. Das war wichtig, denn so konnte Lila mein rechtes Bein immer wieder durchbewegen. Das rechte Bein schmerzte ununterbrochen. Wir fuhren durch ziemlich flaches Land, vorbei an vielen Viehherden und Pferdekoppeln. Wir picknickten nach typisch amerikanischer Art, Hamburger, Pommes frites und gebackenen Fisch. Ich saß im Freien unter einem Baum, sah den Kindern beim Reiten zu und hatte relativ wenig Schmerzen.

Mit Schaudern dachte ich daran, daß meine Familie in ein paar Tagen abreisen würde. In mir reifte der Entschluß, auch bald nach Hause zu fahren.

Nach Absprache mit Dr. Di, der meinte, das Ende der neuromuskulären Elektrostimulation sei in Sicht, da die Spasmen meiner im Aufbau begriffenen Muskulatur voll eingesetzt hatten und man dann mit der Elektrostimulation aufhören müßte.

Damals wußte ich noch nicht, was das wiederum zu bedeuten hatte. Die Spasmen meiner Muskulatur quälten mich monatelang.

Ich konnte den Aufbau meiner Muskulatur deutlich mitverfolgen. Zuerst spürt man ein fast wohliges Gefühl, wenn einzelne Muskeln beziehungsweise Muskelgruppen wieder erwachen. Das war vor allem im Bereich des Rumpfs der Fall. Ich hatte dann das Bedürfnis, mich dauernd zu bewegen, zu dehnen und zu strecken. Diese Wonne wird aber sehr schnell abgelöst von einem Zustand, in dem man jeden Muskelstrang als angespanntes Seil empfindet. Diese Seile sind dann sozusagen kreuz und quer über den ganzen Körper verteilt. Sie bilden eine Art Netz. Diese aktivierten Muskelgruppen sind mit einem Hitzegefühl verbunden. Oft hatte ich eiskalte Glieder, aber die subjektive Empfindung, als wären sie kochendheiß. Solch heiße Muskelstränge hatte ich abwechselnd am ganzen Körper.
Das dauert wochen- bis monatelang. Erst wenn sich der Tonus der Muskulatur normalisiert, verschwinden diese Empfindungen.
Es war immer alles besser, wenn ich Bewegung machen konnte. Nach Ruhephasen genügte die bloße Berührung mit der Bettdecke, um Krämpfe im ganzen Körper auszulösen.
Zu Beginn einer Ruhephase schießen zahllose Muskelzuckungen in die Extremitäten. Das fühlt sich an, als wären es elektrische Entladungen.
Morgens konnte nur eine intensive Bürstenmassage, gefolgt von passiven Bewegungsübungen und einem warmen Bad, den Krampfzustand meiner Muskulatur

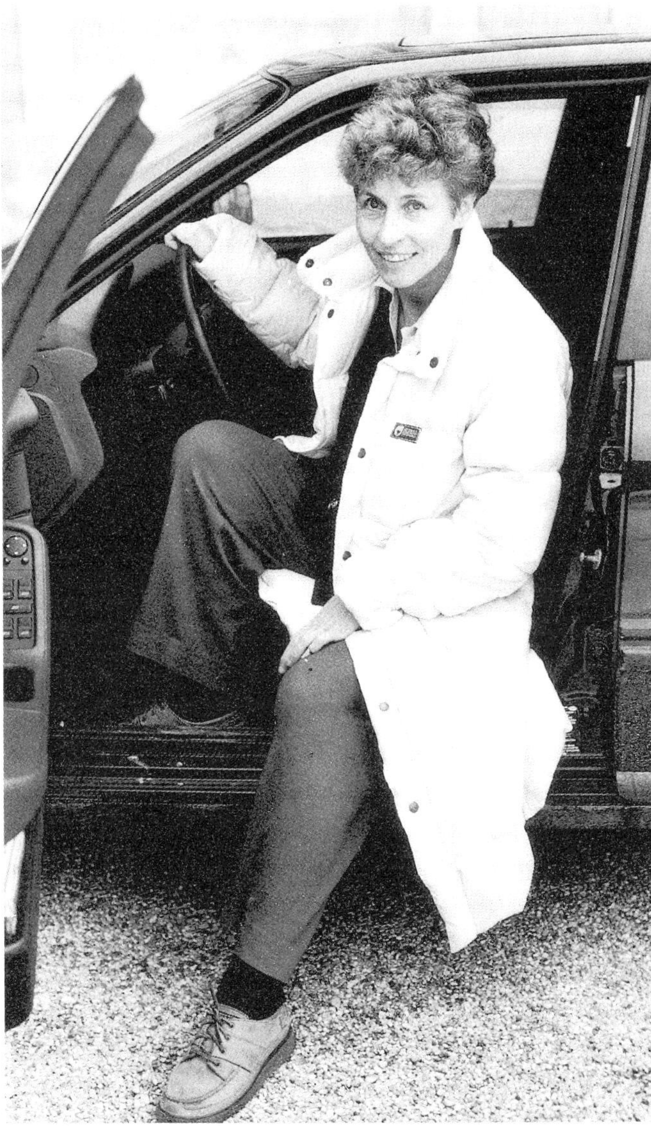

Am 23. 11. 1993 das erste mal nach dem Unfall voll Stolz
wieder selbst am Steuer ihres neuen Autos

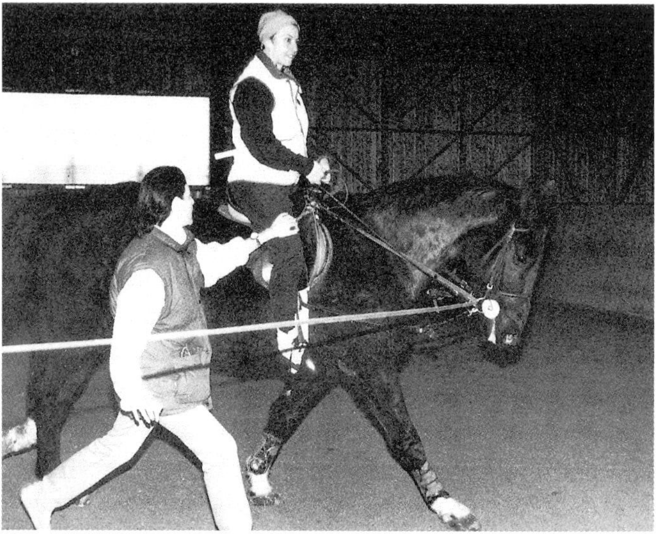

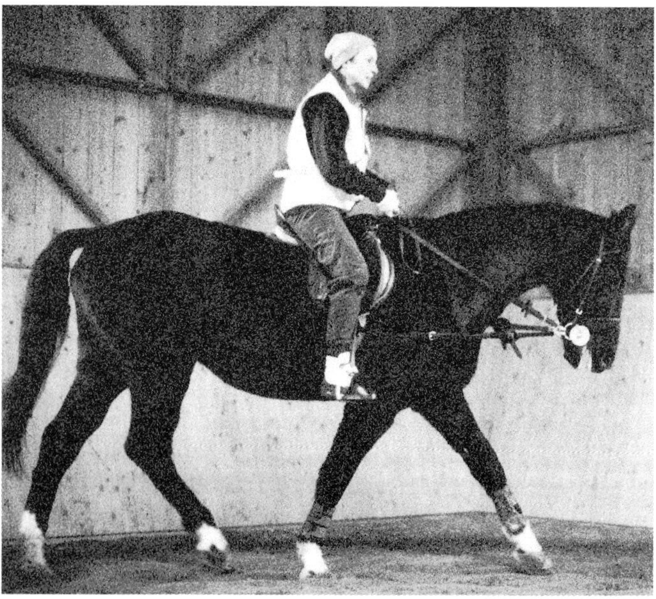

19. 5. 1994, Beginn der Hippotherapie in Kottingbrunn

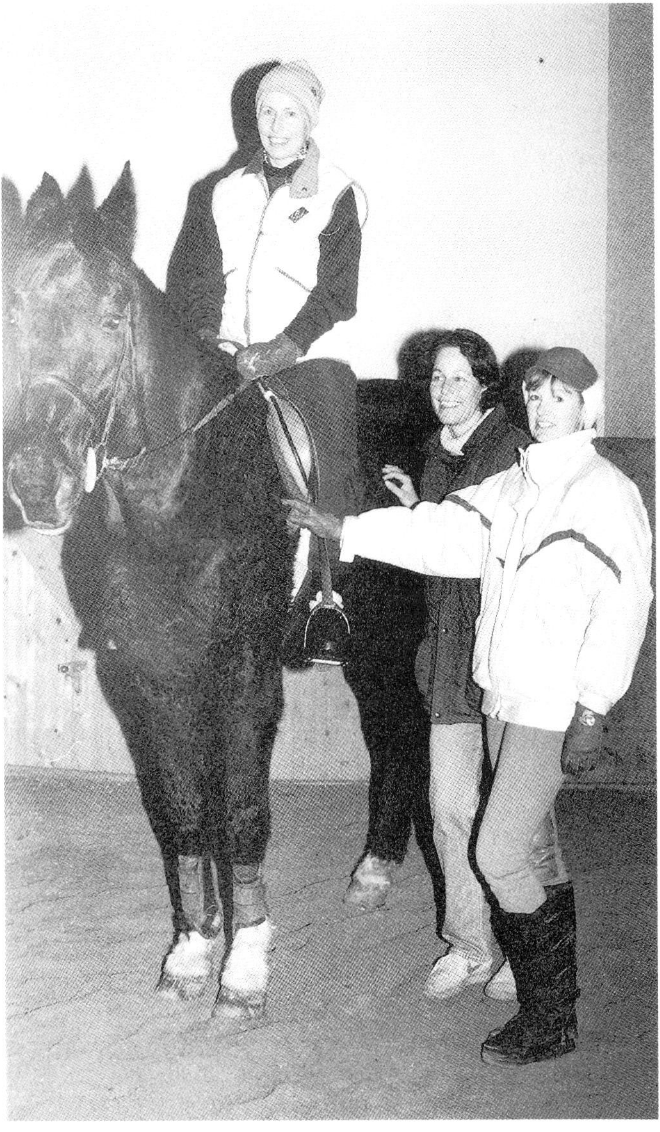

Die Patientin mit ihrer Therapeutin Susanne Schwaiger (Mitte) und Gabriele Orac (rechts im Bild), der Leiterin des Therapiezentrums

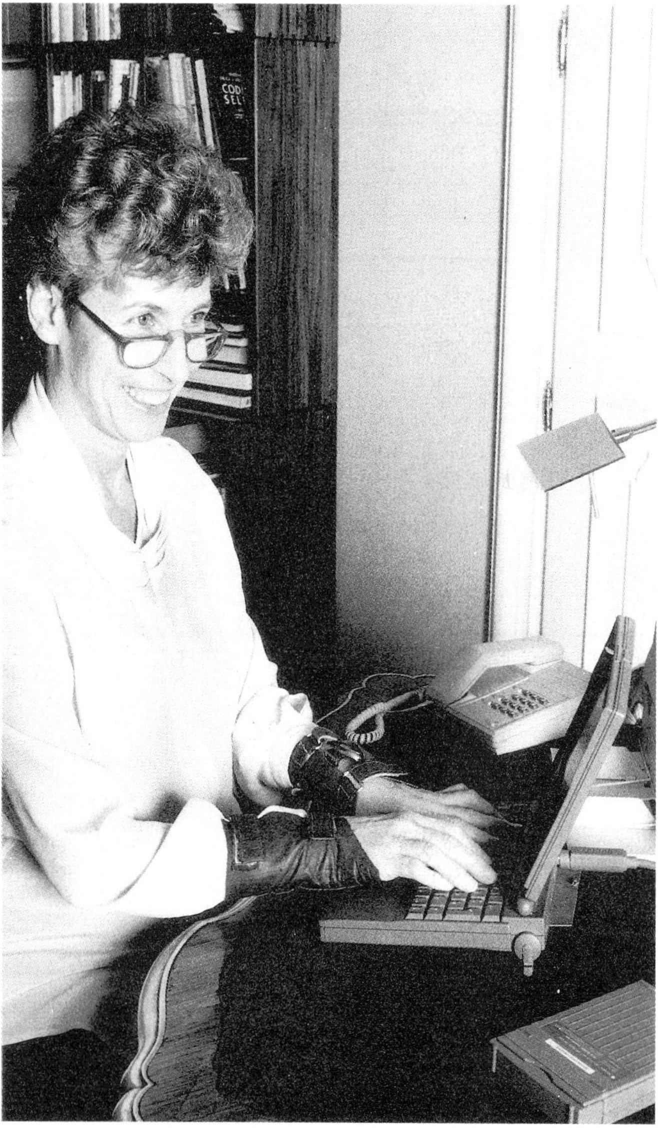

Murau im Sommer 1993, Beginn der Arbeit an diesem Buch

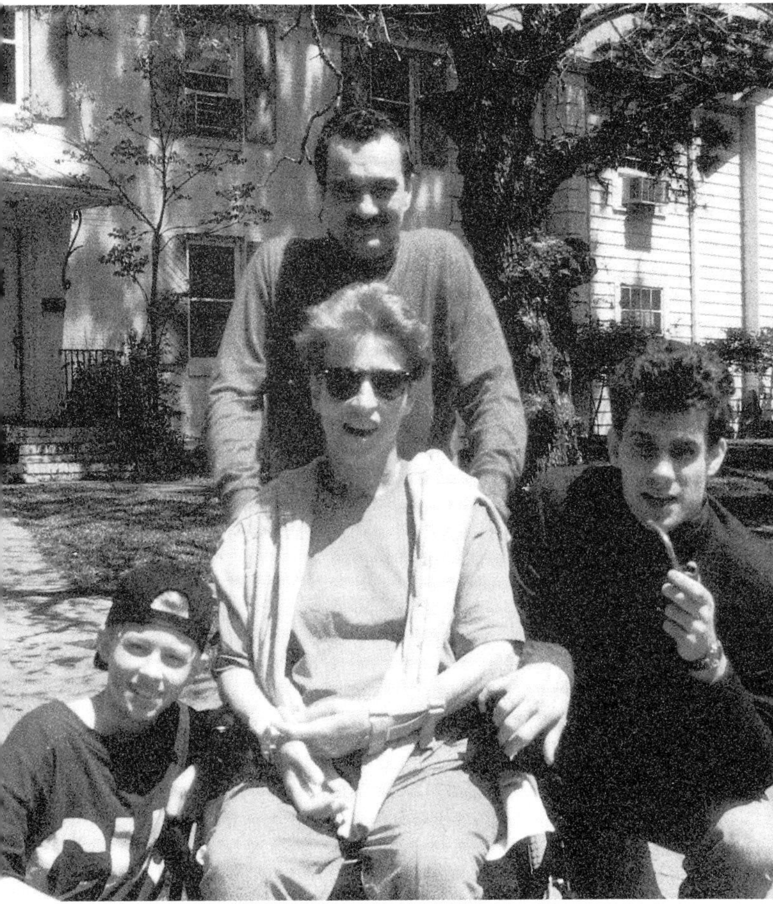

Familienbesuch, Ostern 1993 in Houston

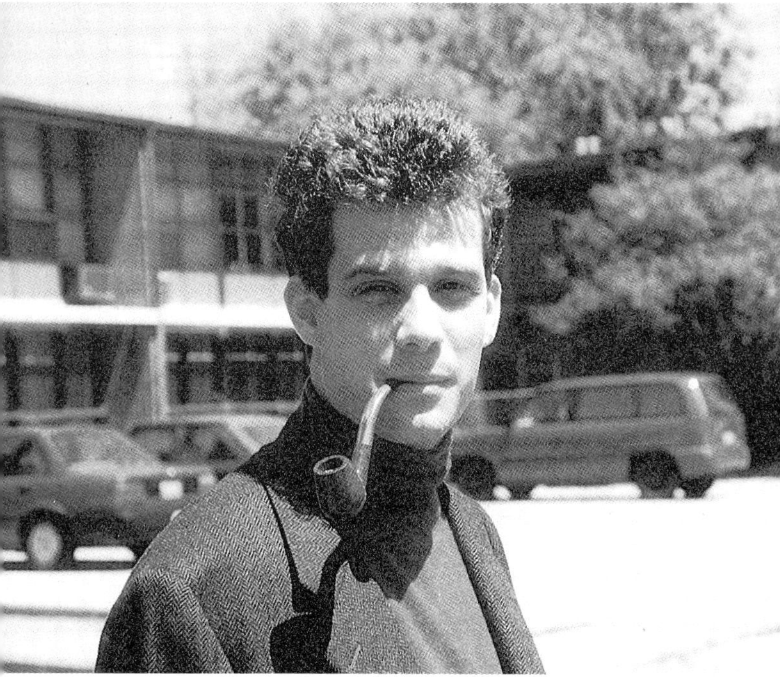

Der ältere Sohn Johannes, genannt Aki

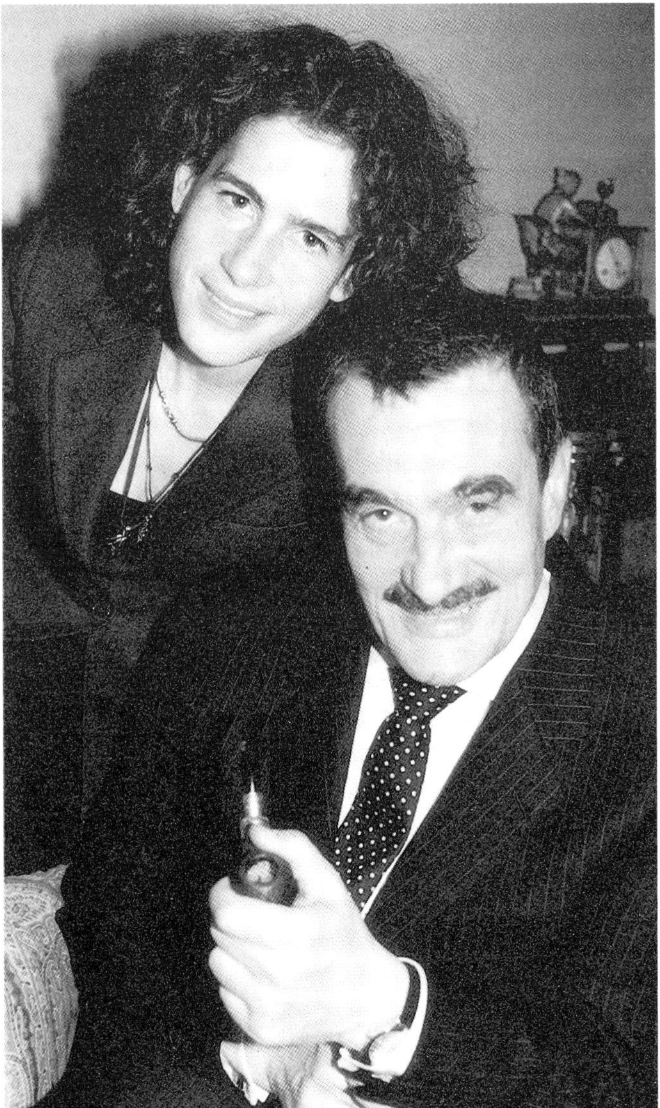

Fürst Karl von Schwarzenberg, genannt Kary,
mit Tochter Anna-Carolina, genannt Lila

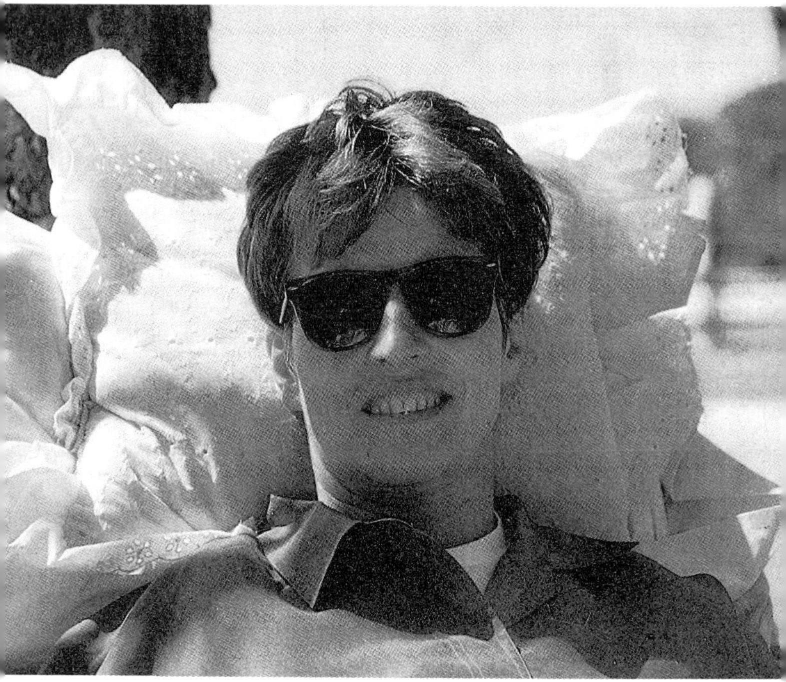

Fürstin Therese von Schwarzenberg, genannt Thesi

lösen. Diese Maßnahmen waren viele Monate hindurch mein morgendliches Ritual.
Auch untertags ließ ich mich bürsten.
Die Muskelspasmen wurden in den folgenden Monaten zeitweise unerträglich, und viele, viele Male habe ich vor Schmerzen laut geschrieen.
Der Griff zu muskelrelaxierenden Medikamenten war dann naheliegend. Leider haben alle Muskelrelaxantien sehr nachteilige Nebenwirkungen; vielleicht aber war das sogar ein Glück für mich – Kenner der Tante Jolesch (Torberg) werden jetzt im Geist zitieren: "Gott soll abhüten vor allem, was noch ein Glück ist!"; das Glück für mich war wahrscheinlich die Tatsache, daß ich wegen der schweren Nebenwirkungen den Konsum von muskelrelaxierenden Medikamenten sehr gering halten mußte. Die Nebenwirkungen betrafen meinen Kreislauf, der zusammenbrach, und außerdem wurde ich unfähig, meine relaxierten Muskeln noch in irgendeiner Form zu bewegen. Ich lag dann eben relaxiert und bewegungsunfähig im Bett. Das jagte mir einen Höllenschreck ein, da ich ja genau diesem Zustand so mühsam zu entrinnen versuchte, und so hörte ich mit der Einnahme von Muskelrelaxantien untertags auf. Natürlich stritt ich diesbezüglich mehrfach mit meinen behandelnden Ärzten, die mir jedesmal Mukelrelaxantien verschrieben, wenn ich über Schmerzen und Spasmen klagte. Ich aber hörte auf, die Medikamente einzunehmen, und statt dessen turnte ich oder machte die mir möglichen Bewegungen, sooft ich konnte. Nur noch abends, vor dem Schlafengehen, nahm ich 10 mg Lioresal (Muskelrelaxans) ein. Manchmal waren es auch zwei Tabletten. Ich konnte

sonst nicht einschlafen mit meiner spastischen Muskulatur.

Meine nächtlichen Gänge auf die Toilette gestalteten sich unter dem Einfluß des Medikaments jedesmal zu einem abenteuerlich wackelnden Schlurfen.

Ich hätte nicht diese Fortschritte machen können, hätte ich auch untertags muskelrelaxierende Medikamente eingenommen.

Ich glaube, daß die Spasmen im Zusammenhang mit Bewegung notwendig für die Normalisierung der Muskelfunktion sind. Ich glaube weiters, daß die Muskelrelaxantien diesen Regenerationsprozeß hemmen. Ich kann das naturwissenschaftlich, biochemisch oder physiologisch nicht beweisen, ich kann nur aus meiner Erfahrung berichten, daß ich unter der Wirkung der Muskelrelaxantien unfähig war, meine zurückgekehrten Muskeln zu aktivieren beziehungsweise zu benützen. Hingegen half mir ein gewisser Spasmus, insbesondere in der Anfangsphase, sehr bei allen Übungen, vor allem beim Gehen.

Inzwischen war der Tag meiner Abreise gekommen.

Am Vortag wurde gepackt. Eine unglaubliche Menge an Gepäckstücken stand letztendlich in meiner Hotelsuite. So bin ich noch nie gereist, dachte ich. Gerade daß nicht auch noch meine Rohoc-Matratze mitgenommen wurde.

Dr. Di kam, um sich zu verabschieden: „There will be no Princess anymore!" sagte er traurig. Auch ich würde unser allabendliches Glas Rotwein und die damit verbundenen Gespräche vermissen. Er schob seinen gestreckten Zeigefinger unter sein Kinn, sah mich mit

seinen guten und wissenden Augen an und meinte: „Never lose courage, you understand me, you just never do that!“ Er wußte, wovon er sprach.
Der Doorman und Faustine winkten zum Abschied vom Hoteleingang aus, durch den mein Rollstuhl fast täglich geschoben worden war. Dann stieg ich in das wartende Taxi und fuhr zum Flugplatz, um nach Hause zu fliegen.

"Ich bin am Boden, aber noch nicht besiegt!"
(Paul Gauguin, geschrieben
drei Tage vor seinem Tod.)

Ankunft in Wien

Am 20. April kam ich in Wien an. Nicht ganz vier Monate nach meinem Unfall.
Ich flog mit der KLM und saß in der ersten Klasse. Natürlich war das ein großer Fortschritt verglichen mit dem Hinflug nach Houston auf dem Stretcher, trotzdem war es auch ein schauerlicher Flug. Das Problem war mein rechtes Bein, das ich immer noch kaum bewegen konnte und das entsetzlich schmerzte, wenn es längere Zeit in derselben Lage belassen wurde.
Ich wurde begleitet von einer reizenden Ärztin, die vom Neuro-Rehabilitationszentrum Maria-Theresien-Schlössel nach Houston gekommen war, um sich mit der Elektrostimulationsmethode vertraut zu machen,

und die nun ebenfalls auf dem Rückflug nach Wien war.

Zwischen ihr und Thomas, der mich abholen gekommen war, wurde ein regelrechter Fußhebe- und -wendedienst eingerichtet. Abwechselnd bewegten und verlagerten sie mein Bein. Natürlich kamen wir alle gerädert an. Thomas hatte zwar im Flugzeug einen exzellenten Rotwein bestellt, und wir feierten meine Heimkehr, aber die richtige Stimmung wollte sich nicht einstellen.

Als wir endlich in Schwechat gelandet waren, war ich zu müde und zu schwach, um mich zu freuen.

Mit dem Taxi fuhren wir ins Maria-Theresien-Schlössel, und obwohl ich wieder in einem Krankenzimmer gelandet war, nahm ich es diesmal gelassen hin. Ich wußte, ich würde nicht allzulange bleiben müssen.

Endlich würde ich nach Hause dürfen. Die Zeit des Heimwehs, das mich vor allem während der letzten Wochen in Houston geplagt hatte, war vorbei.

Das Maria-Theresien-Schlössel ist ein Spital der Gemeinde Wien, und es herrschte dort natürlich eine andere Umgangsweise mit Patienten, als ich es von Houston her gewohnt war. Trotzdem war ich so froh, wieder zu Hause zu sein, daß mir weder der Umgangston noch das typische Spitalsessen mit seinen Gerüchen, die das ganze Haus durchzogen, noch die sanitären Anlagen, noch irgend etwas anderes die simple Tatsache, wieder zu Hause zu sein, vergällen konnten.

In der folgenden Woche schon sollte ich nach Hause gehen und nur noch ambulant täglich das Maria-Theresien-Schlössel besuchen.

Meine Kinder, mein Mann, meine Freunde kamen und hießen mich willkommen. Ich war wieder ein Teil von ihnen.

In der Familie wurde das Problem gewälzt, wie man mich am besten über den Stiegenaufgang in die Wohnung befördern könne.

Mein Mann wollte einen Lift einbauen lassen.

Obwohl zu dem damaligen Zeitpunkt von einer Mobilisation im Sinne von Gehen, geschweige denn Stiegensteigen, nicht im entferntesten die Rede sein konnte, wehrte ich mich vehement dagegen.

„Ich werde diese Stiegen wieder hinaufgehen," behauptete ich.

Die Angesprochenen blickten ein wenig mitleidig auf mich herunter; sie sagten aber nichts. Vor allem meine Tochter und mein kleiner Sohn teilten meinen Optimismus. Ich wußte, wie sehr sich alle wünschten, daß es mir wieder gut ginge.

Aus welcher Quelle mein eigener Optimismus gespeist wurde, weiß ich nicht. Ich weiß nicht, wem ich dieses Geschenk verdanke.

Oder vielleicht wußte ich es doch?

Es war mein Verständnis der Natur und ihrer Gesetzmäßigkeiten.

Es war meine Liebe zu ihr.

Ich bin ein Kind Gottes, ich bin ein Kind, ein Teil der Erde und des gesamten Kosmos. Ich bin eingebettet in diese warme Schutzhülle. Ich sagte es mir immer wieder und wieder. Es linderte meine Verzweiflung.

Der Lift wurde nicht eingebaut, und ich wurde vorderhand umständlich durch die Prunkräume des Palais und über eine Rampe in die Wohnung geschoben.

Der zirka 300 Jahre alte Lukas-von-Hildebrandt-Bau war wahrhaftig nicht sehr rollstuhlfreundlich konzipiert worden, wovon die zahlreichen Niveauunterschiede in der Wohnung Zeugnis gaben, und es mußten viele rollstuhlgerechte Rampen aus Holz angefertigt werden, um sie zu überwinden. Das erste, was ich vier Monate später entfernen ließ, als ich endlich im Rollator gehen konnte, waren diese Rampen.

Zwar mußten mich dann immer noch zwei Personen, rechts und links, beim Stiegensteigen stützen, ich verlor häufig das Gleichgewicht und verhedderte mich mit den Beinen, aber es war mir lieber so, als mit dem Rollstuhl gefahren zu werden.

Zu Hause war mein Dasein zwar besser, aber ich litt unter den vielen Schwestern, die zu meiner Betreuung aufkreuzten. Immer noch mußte ich rund um die Uhr betreut werden. Die Schwestern nahmen Besitz von den Zimmern, die ursprünglich mir allein gehört hatten und engten mich unentwegt ein. Ich schreckte unter ihren Berührungen, die meistens sogar gut gemeint waren, zusammen. Ich konnte ja noch immer fast gar nichts selbständig tun. Sie mußten mein Gesicht eincremen, mein Haar kämmen und mich ankleiden. Jeder Transfer vom Bett in den Rollstuhl und umgekehrt fand nur mit ihrer Hilfe statt. Es störten mich die vielen fremden Hände, die mich angriffen. Ich trauerte meiner Faustine nach.

Das waren die echten Prüfungen für mich.

Ich war auch nach wie vor so schwach, daß ich nur das Allernotwendigste als Wunsch formulieren konnte.

Ich registrierte, wie verändert meine intimste Umgebung plötzlich war seit meiner Behinderung. Ich hatte oft das Gefühl zu ersticken. Die Langsamkeit, mit der jeder Handgriff zustande kam, erzeugte ein würgendes Gefühl in meinem Kehlkopf. Ich mußte zuerst genau wissen, was ich wollte, dann mußte ich es sagen und dann meistens die Durchführung korrigieren. Danach war ich erschöpft und raffte mich lange nicht auf, um etwas Neues zu bitten. Dabei wollte ich ständig etwas anderes, die Zeitung, das Telephonbuch, meine Post usw. usw.

Trotzdem konnte sich meine Persönlichkeit langsam wieder entfalten. Ich konnte im Salon sitzen und mit Freunden oder meiner Familie plaudern. Dabei schickte ich mein persönliches Betreuungspersonal hinaus.

Ich bekam sehr viel Besuch und sehr viel Zuspruch. Das hat mir über die ärgsten Stunden hinweggeholfen.

Oft sagte man mir, daß man direkt vergessen könnte, wie schlecht es mir ging, weil die Unterhaltung so anregend gewesen sei. Das freute mich natürlich, und ich pflegte dann zu antworten, daß mein Kopf ja auch soweit gesund sei.

Die Physiotherapie im Maria-Theresien-Schlössel war hervorragend, und ich machte im Mai und Juni, dem fünften und sechsten Monat nach meinem Unfall, ganz wichtige Fortschritte.

Zunächst aber stellte ich fest, daß ich im Gehbarren gar nicht gehen konnte, weil im Maria-Theresien-Schlössel niemand Dianas Technik in Houston nachvollziehen konnte, nämlich mich von hinten zu halten und gleichzeitig nach vorne zu schieben.

Der große Fortschritt kam, als ich mich eines Tages im Mai im Gehbarren allein aufziehen konnte.
Ich stand allein auf.
Danach ging ich auch allein im Gehbarren. Nach einer Länge mußte ich mich hinsetzen und weinen. Die Emotionen gingen mir bei jeder Gelegenheit durch.
Das Gehen im Barren war im Vergleich zu Houston insofern ein Fortschritt, weil ich keine fremde Hilfe mehr benötigte. An sich war dieses Gehen immer noch ein Schlurfen mit durchhängenden Knien und einem vornübergebeugten Oberkörper.
Meine Physiotherapeutin im Maria-Theresien-Schlössel, Frau Bem, war wunderbar; sie sagte nicht viel, aber das, was sie sagte, war richtig.
Ich hatte immer noch ein äußerst diffiziles Verhältnis zu meiner eigenen Behinderung. Ich verbot zum Beispiel meiner Schwester, mich gleichzeitig mit einem anderen Rollstuhlpatienten in den Lift zu schieben. Ich ertrug es nicht, im Gang hinter einem anderen Rollstuhlpatienten zu fahren. Ich konnte nicht mit den anderen Rollstuhlpatienten sprechen.
Ich hatte einen Kampf besonderer Art mit der Ergotherapeutin des Maria-Theresien-Schlössels, die mich die kunstgerechte Handhabung des Rollstuhls lehren wollte. Ich lehnte das so lange vehement ab, bis sie es schließlich aufgab.
Desgleichen war die sogenannte "Heimhilfe" für mich unerträglich.
Ich sollte lernen, mich trotz meiner Behinderung allein anzuziehen, die Zähne zu putzen usw.
Zähne zu putzen lernte ich schnell, aber es dauerte Monate, bis ich mir ein T-Shirt über den Kopf ziehen

konnte; monatelang bemühte ich mich, mit größter Anstrengung, den linken Arm ins linke Armloch zu schieben, dann probierte ich das T-Shirt über den Kopf zu ziehen. Es ging nicht, die Schwester mußte helfen. Tatsächlich konnte ich mir ein T-Shirt erst Anfang Oktober unter größten Mühen und nur mit dem linken Arm anziehen.
Unzählige Wutanfälle begleiteten diesen Prozeß. Lange Zeit lehnte ich es einfach ab, diese mir idiotisch erscheinenden Handgriffe, die mir langsam das selbständige Anziehen ermöglichen sollten, zu üben. Dabei befand ich mich in einem schrecklichen Dilemma, da mir doch die Berührung fremder Hände so unerträglich geworden war.
Es fehlte mir die Akzeptanz meiner Behinderung. Ich hatte immer noch die Vorstellung, daß meine Hände eines Tages einfach so gut sein würden, daß ich mich auch selber würde anziehen können. Erst Wochen später akzeptierte ich, daß ich dazu die "idiotischen" Handgriffe würde üben müssen. Von da an ließ ich mir jeden Morgen ein T-Shirt reichen im Bewußtsein, es nur bis über die Ellenbogen ziehen zu können. Ja, und eines Tages schaffte ich es dann, dieses T-Shirt über den Kopf zu ziehen. Die Anstrengung, die damit verbunden war, erzeugte Übelkeit und Schwindel. Wenn ich das T-Shirt nicht auf Anhieb über den Kopf ziehen konnte, war ich nicht in der Lage, ein zweites Mal die gleiche Bewegung durchzuführen. Auch dieser Zustand dauerte wieder wochenlang.
Ähnlich verhielt es sich mit meiner Unterhose und der Jogginghose, die ich jetzt immer tragen mußte. Wochenlang konnte ich nur mit meinem rechten Bein in

das dazupassende Hosenloch schlüpfen, dann war ich mit meinen Möglichkeiten am Ende. Erst im September hatte ich das Erfolgserlebnis, mir eine Hose anziehen zu können.

Einzig den Rollstuhl konnte ich nicht liebgewinnen. Ich verabscheute ihn.

Viele meiner Freunde meinten, ein Leben im Rollstuhl wäre nicht so arg. Man müsse sich umpolen, und geistige oder künstlerische Aspekte könnten Priorität bekommen. Ich konnte es mir nicht vorstellen.

Ich wollte gehen.

Ich steckte alle meine Energien in diesen Prozeß.

Ich turnte besessen. Ich schlurfte bis zum Umfallen den Gehbarren hinauf und hinunter. Ich stand stundenlang in dem auffahrbaren Rollstuhl, um meine vertikale Statik zu förderen, und ich trat endlose Kilometer auf einem elektrischen Fahrrad.

Die winzigen Fortschritte hieß ich freudig willkommen. Eigenartigerweise war ich diesbezüglich viel geduldiger gewesen, als es mir noch ganz schlecht ging. Später im Herbst, als alles deutlich besser wurde und plötzlich viele Dinge das erste Mal wieder gingen, war ich viel ungeduldiger. Diese Ungeduld steigerte sich zeitweise zu einer echten Depression. Ich war verzweifelt darüber, immer noch schwer behindert zu sein. Je länger die Rehabilitation andauerte, umso mehr hinkte meine seelische Gesundung hinter der körperlichen nach. Es war die schiere Verzweiflung, die mich so oft heimsuchte. Ich war verzweifelt über meinen Körper, der so schwach war, der so weh tat und der mir nicht gehorchte. Es hat lange gedauert – ich glaube, es begann erst im Spätherbst 1993, daß ich

Gehen oder nicht gehen

4.1.98

Guido Tartarotti

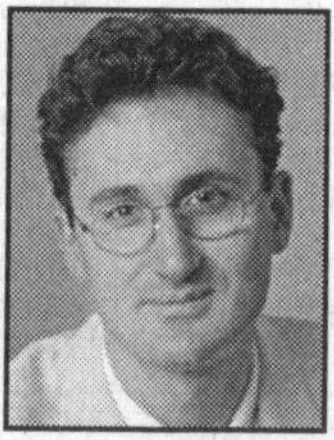

Ein simples Bild: Eine Fußgängerampel in den USA springt von Rot (*Don't walk*) auf Grün (*Walk*): Gehen oder nicht gehen, das war die entscheidende Frage in der ORF-Doku „Der Weg zurück ins Leben".

Für Therese Schwarzenberg, nach einem Skiunfall gelähmt, lautete die Antwort *gehen* – weil der Querschnitt bei ihr nur inkomplett war und sie sich eine Spezialbehandlung in Houston leisten konnte.

Beide Tatsachen verschwieg dieser Film keineswegs. Insofern scheinen die Proteste eines Behindertenvereins unberechtigt, der Film stelle Gelähmte, die es eben nicht wieder auf die Beine geschafft hätten, als undiszipliniert hin.

Sehr behutsam setzte sich diese Dokumentation mit dem Schicksal von Schwarzenberg auseinander, widersetzte sich der Verlockung, ein modernes TV-Drama zu werden und erklärte dafür ein paar Fakten genauer.

Erstaunlich eigentlich, daß den Gestaltern dennoch etwas passierte: Die Formulierung *„an den Rollstuhl gefesselt"* nämlich. Diese eher dümmliche Uralt-Metapher ist nicht nur unter Behinderten-Organisationen unbeliebt. Abgesehen davon: Was heißt schon *behindert*? Ein querschnittgelähmter Richter brachte es auf den Punkt: Er fühle sich durch seine Umgebung *behindert*.

Die stärksten Momente erreichte die Dokumentation, als sie die Tagesabläufe zweier Menschen scheinbar willkürlich ineinander verwob: der des genannten Richters und der einer Frau, die nach einer Lähmung wieder gehen gelernt hatte. Erst ganz zum Schluß, als sie einander in derselben Wohnung trafen, kam man drauf: Sie sind miteinander verheiratet.

34-605-433 Thriller (USA, 1994)
1.25 Pleasures of Flesh – Sündiges Verlangen (Wh.) ○ 83-940-389 Thriller (USA, 1993)
2.45 Danielle Steel: Familienbilder ○ 79-978-211 Melodram nach Danielle Steel (USA 1994) Mit Jaclyn Smith, Michael Ontkean, Joe Flanigan u.a. Regie: Jack Bender
5.30 Dr. Quinn – Ärztin aus Leidenschaft (Wh.) ○ 6-120-327

712-926 2tlg. TV-Film (D/O, 1997)
0.10 Visionen 2-775-360
0.15 einfach klassisch – zum 5. Todestag von Rudolf Nurejew: Schwanensee 7-645-143 Wiener Staatsoper, 1967
2.05 tip: Kulturwoche 3-439-211
2.35 Hello Austria, ... 3-427-476
3.05 Seitenblicke (Wh.) 94-746-495
3.10 Dober dan Koroska 4-982-259
3.40 Dobar dan Hrvati 6-513-722
4.10 Heimat, ... (Wh.) 5-068-637
4.40 Sport am Sonntag 3-033-501
5.35 Seniorenclub (Wh.) 2-627-872

2
7-
(U
Ka
1.
1.
3-
(U
Ca
Re
3.
4.
Si
4.

Bilder: Filmladen, Kövesdi, teutopress

RTL 2

8.35 Z wie Zorro 7-031-433 (VPS 7.44 405-920-839)
9.00 Action Man 290-100 (VPS 8.10 1-633-568)
9.20 Ottos Ottifanten (Wh.) 7-042-549
9.45 Otto – Die Serie (Wh.) 4-905-365
10.15 Space Cops – Tatort Demeter City (Wh.) 6-660-636
11.10 M. A. N. T. I. S. (Wh.) 9-366-655
12.10 Timerider – Die Abenteuer des Lyle Swann -887-094 Sci-fi-Film (USA, 1982) Mit Fred Ward, Belinda Bauer u.a.
13.50 Bitte lächeln spezial ○ 595-162
14.45 Ein Hauch von Himmel 3-156-742
15.40 Bravo-TV ○ 2-679-758
18.00 Savannah ○ 646-986
19.00 Dr. Quinn ○ 665-051
20.00 News 893-471
20.15 Miami Vice: Heißes Pflaster Florida 5-822-723
22.20 Peep! 4-079-365
23.20 Night Affairs-Erotische Geschichten z.Nacht 7-916-471
23.50 Nahaufnahme 3-080-926 Melodram (GB, 1975) Mit Richard Dreyfuss, Jessica Harper u.a.
.55 Explodierende Träume 48-485-969 Tragödie (1979)
.35 Miami Vice (Wh.) -155-940

3SAT

9.40 Soli Deo Gloria – Orgellandschaft Thüringens ▭ ○ 10-728-100 Doku
10.35 Der aufhaltsame Aufstieg des Arturo Ui 13-352-758 Schauspiel
13.00 Zeit im Bild 7-933-278
13.05 Wochenschau 90-153-723
13.30 Rückblende 4-057-988
13.45 Herr Puntila u. sein Knecht Matti 53-123-704
15.45 Lebens-Künstler 39-023-162
16.30 Wenn der Vater mit dem Sohne 1-848-520
17.30 Teletips für Tierfreunde ▭ 7-676-164
18.00 Tagebuch ▭ 2-466-297
18.15 Zürich – Die Wilden sind sanft geworden 28-535-487 Städteporträt
19.00 heute 7-424-549
19.15 Altenpflege außer Kontrolle? 9-846-297
20.00 Tagesschau 9-533-704
20.15 Nichts ist sicher! – Heimatabend '97 2-216-029
21.45 Schätze der Welt - Erbe der Menschheit ▭ ○ 72-366-100 Kanada / Film
22.00 Singen, spielen, denunzieren 2-457-810 Doku
23.10 Der Kommissar 9-868-520 Tod im Transit
0.10 Begierde an schattigen Tagen 79-970-637 Melodram (GB, 1962) Jane Fonda u.a.
1.35 Wochenschau 62-999-495

VOX

8.50 NZZ Format 1-299-278
9.35 Spiegel TV – Special (Wh.) 3-539-810
11.25 Die Zeit TV – Spezial 29-231-549
12.00 Carpool – Ein Geldsack auf Reisen (Wh.) 7-373-278 Gaunerkomödie (USA, 1984)
13.40 Pocahontas (Wh.) 2-502-487 Historienfilm (Kanada, 1995)
15.20 Blaue Paradiese (8) 8-882-452 Palau und Yap
16.10 Tierzeit 664-907
16.45 Nachrichten 209-549
17.00 Best of auto motor und sport tv 1-363-520
18.15 Voxtours 6-048-636
19.15 Madagaskar – Land der Lemuren (Wh.) 9-890-029
20.15 Felidae 805-181 Zeichentrickfilm (D, 1993)
22.00 Cracker Jack 986-365 Actionthriller (USA, 1994) Mit Thomas Ian Griffith, Nastassja Kinski u. a.
23.45 Wa(h)re Liebe (Wh.) 8-248-029 Magazin zur Sexualität
0.45 Insel der Wollust (Wh.) 1-407-834 Erotikfilm (Frankreich, 1983)
2.05 Das Baby der schwangeren Toten (Wh.) 7-688-969 Melodram (D, 1994)
3.45 Rave around the World 89-845-211

dieses mein Leid angenommen habe. Hatte ich vordem meine Krämpfe und Schmerzen bekämpft, indem ich unentwegt turnte oder um Bürstenmassagen bat, mich um sechs Uhr morgens wecken ließ und der Schwester anordnete, meine Glieder durchzubewegen, so nahm ich plötzlich diese Krämpfe an wie alte Bekannte. Ich wußte ja, daß sie vergehen würden. Von da an begann meine Seele zu gesunden. Sie weinte nicht mehr, sie war nicht mehr gekränkt. Aber noch war ich nicht soweit.

In Wien wurde es in diesem Frühjahr unerträglich heiß. Die Tage waren eine unendliche Kette von Turnstunden. Dazwischen ruhte ich oder mußte in dem auffahrbaren Rollstuhl stehen, dabei las ich Zeitung. Ich erinnere mich an die teilnahmslosen Gesichter der anderen Patienten, die in diesen Rollstühlen hingen und vor sich hin starrten. Woran dachten sie? Ich war nicht in der Lage, mit ihnen zu sprechen. Im Gegenteil, ich ließ meinen Rollstuhl zum Fenster drehen und konnte ein Stückchen Natur sehen, wenn ich von der Zeitung aufblickte.

Am späten Nachmittag kam ich jeweils nach Hause und war meistens zu müde, um mit meinen Kindern zu sprechen.

Viele Menschen kamen mich besuchen. Es waren Begegnungen darunter, die ich nicht missen will und die mich meinen Zustand eine Zeitlang vergessen ließen.

Ich bemerkte, daß ich anfing, das Hinterfragen meines Befindens abzulehnen. Nur sehr guten Freunden konnte ich von meinem Leid erzählen. Von den vielen langen Nächten, in denen der Rücken schmerzte und Krämpfe mich schüttelten und mein ganzer Körper

wie Feuer brannte; von den Morgen, wo ich steif wie ein Brett aus dem Bett gehoben wurde und in der Badewanne erst langsam wieder auftaute, von der Eintönigkeit der Tage im Maria-Theresien-Schlössel, von meinem Horror, behindert zu bleiben.
Letzteres war eine tiefe Angst in mir. Es geschah häufig, daß bei kleinen Ungeschicklichkeiten, wenn mir zum Beispiel ein Löffel aus der Hand fiel, diese ganze Angst aus mir hervorbrach. Ich weinte dann laut und schrie: „Ich möchte nicht mehr so leben. Ich will nicht behindert sein." Diese aufgestauten Ängste mußten heraus. Gott sei Dank waren bei solchen Gelegenheiten immer Menschen um mich, die mich trösteten und mir Mut machten. Das allerletzte wäre es gewesen, hätte mir jemand geraten, mich mit meiner Behinderung abzufinden.
Im Traum sah ich mich immer gehen. Ich hatte ein herrliches Gefühl der Schwerelosigkeit dabei. Meistens rannte ich in den verschiedenen mir vertrauten Treppenhäusern die Stiegen hinauf oder hinunter, oder ich schritt an einer Menschenansammlung vorbei und hörte das Geraune: „Sie geht wieder!"
Wachte ich nach solchen Träumen auf, war ich nicht unglücklich, sondern erwartete gestärkt den neuen Tag.
Ganz langsam ging es in dieser Zeit bergauf mit mir.
Meine Physiotherapeutin im Maria-Theresien-Schlössel lehrte mich den selbständigen Transfer vom Rollstuhl auf das Bett. Das gab mir das großartige Gefühl, mobil zu sein.
Sie drehte mich auf den Bauch und zog meine Arme ganz vorsichtig nach vorne. Meine Arme waren mo-

natelang in einer im Schultergelenk einwärts rotierten Position fixiert gewesen. Es tat ungeheuer weh. Ich dachte an einen faulen Löwen, der sich im Schatten eines Akazienbaums in der heißen Afrikasonne rekelt und dabei die Vorderläufe und Hinterläufe ausgestreckt hat. Diese Vorstellung half mir, die geforderte Position einzunehmen, und zweitens drang auch ein Hauch afrikanischen Wohlbefindens in meinen geplagten Körper.

Eines Tages, als ich wieder im Gehbarren übte, sah ich einen Rollator in der Ecke des Zimmers stehen. Ein Rollator ist ein Gehgestell mit einem fahrbaren Untersatz. Ich war fasziniert. Der Rollator, dachte ich, hat zwei stabile Griffe zum Anhalten, genauso wie der Gehbarren. Der Vorteil wäre, ich könnte frei damit herumgehen; vielleicht sogar draußen in der Natur!?

Ich trat mit der Frage, ob ich nicht in absehbarer Zeit einen Rollator verwenden könnte, an meine Physiotherapeutin heran. Sie meinte sehr freundlich, daß man es probieren könne.

Die ersten Versuche im Rollator fielen sehr kläglich aus. Ich konnte den Rollator weder halten noch vor mir herschieben, und außerdem kippte ich ganz einfach seitlich um. Meine Physiotherapeutin mußte mich stützen und auch den Rollator halten, und so schafften wir ein paar Schritte.

Wie eine gläserne Wand stand mein Unvermögen zwischen mir und dem Rollator. Ich hatte das Gefühl, es niemals zu schaffen, und hatte doch gleichzeitig das brennende Verlangen, es möge mir gelingen.

Dieser gläsernen Wand sollte ich im Zuge meiner Rehabilitation noch oft begegnen. Denn viel zu häufig

hatte ich eine Erwartungshaltung, die meinem physischen Vermögen einfach nicht entsprach. Dann war sie wieder da, diese gläserne Wand zwischen meinen Wünschen und meinem Vermögen. Zwischen meinen Träumen, ohne Anstrengung im Rollator in der freien Natur spazierenzugehen, und dem tatsächlichem, mühseligen Dahingeschlurfe im Rollator.
Natürlich verstimmte es mich, und ich weinte viel, wenn ich mich so grausam mit der Realität konfrontiert sah. Es war der schwierigste Lernprozeß, endlich einzusehen, daß es außer dem Weg der kleinen und kleinsten Schritte nichts gab. Daß ich diesen und nur diesen Weg gehen mußte. Daß ich zwar Fortschritte erwarten durfte, aber nur durch harte Arbeit.
Bezüglich des Rollators obsiegten aber dann mein Optimismus und mein Gottvertrauen, denn als wir an diesem Tag nach Hause fuhren, bat ich meinen Chauffeur, mir einen Rollator zu besorgen. Er wurde in den kommenden Monaten zum wichtigsten Gegenstand.
Zu Hause begann ich zu üben. Ich setzte mich auf die Bettkannte, stellte den Rollator vor mich und stand auf. Ich probierte einen Schritt, dann den zweiten. Eine Schwester mußte neben mir stehen und mich auffangen, wenn ich umfiel.
Auch im Maria-Theresien-Schlössel übte ich.

Ende Juni war ich plötztlich so weit, daß ich kurze Strecken allein im Rollator gehen konnte. Die Gefahr umzufallen, war allerdings ständig präsent, und schon die kleinste Unaufmerksamkeit verursachte diese unangenehmen Gleichgewichtsstörungen. Es mußte immer jemand neben mir gehen.

Trotzdem bin ich einige Male hingefallen. Gegen Ende Juni konnte ich das erste Mal frei stehen. Allerdings nur für Sekunden, dann verlor ich wiederum das Gleichgewicht.
Die Hitze in Wien war mittlerweile unerträglich geworden. Für mich war das besonders arg, da ich seit dem Unfall nicht mehr schwitzen konnte. Staute sich die Hitze in mir, wurde mir übel, und ich drohte ohnmächtig zu werden. Man mußte mir sofort kalte Kompressen auf die Stirn legen, denn nur so konnte meine Körperhitze abgeleitet werden.
Ich mußte dieser Hitze entkommen, und so beschloß ich, nach Murau zu übersiedeln.
Dabei kam mir auch entgegen, daß ein wichtiger Abschnitt meiner Rehabilitation abgeschlossen erschien. Ich konnte mich aus einer sitzenden Position selbständig in eine andere sitzende Position transferieren. Leider konnte ich mich im Bett noch nicht allein aufsetzen. Und ich konnte ein paar Schritte selbständig im Rollator gehen.
So ausgerüstet fuhr ich nach Murau.

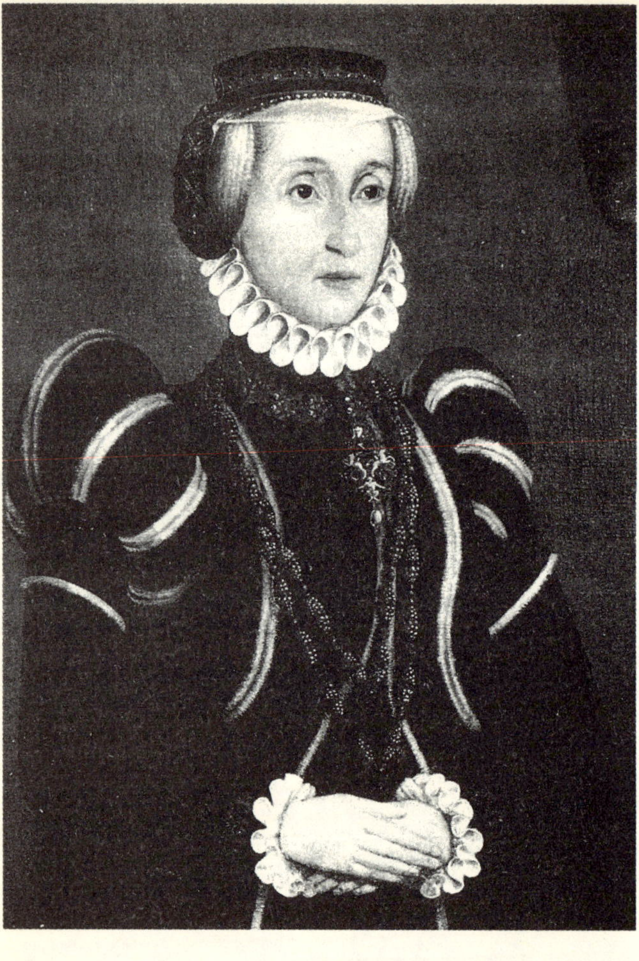

Anna Neumann von Wasserleonburg,
verehelichte von Schwarzenberg, war bis zu ihrem Tode im Jahre1623 die letzte Schloßherrin in Murau vor Therese von Schwarzenberg.

Ausschnitt aus dem Ölgemälde im Schloß Murau

Murau, Sommer 1993

Murau umfing mich.
Wie eine Perle eingebettet im Schoße einer Muschel, so ruht das Schloß schneeweiß und strahlend inmitten der lieblichen Landschaft des Oberen Murtals. Es liegt am richtigen Platz.
Durch eine bemerkenswerte Frau, Anna Neumann von Wasserleonburg, kam die Herrschaft Murau zu den Schwarzenbergischen Besitztümern. Anna Neumann stammte aus einer geadelten Hammerherrenfamilie in Kärnten. Sie heiratete in zweiter Ehe Christoph von Lichtenstein, dem die Herrschaft Murau damals gehörte. Nach seinem Tod und einer kinderlos gebliebenen Ehe wurde sie, nachdem sie in der Lage war, ihre Schwäger auszuzahlen, Herrin auf Murau.

Schon zu Lebzeiten hatte sich ein Sagenkranz um diese seltsame Frau gebildet, nachdem auch ihr dritter, vierter und fünfter Ehemann vor ihr verblichen waren. Um die hochbetagte Witwe bewarb sich letztendlich der junge Diplomat Georg-Ludwig Schwarzenberg, und seine Werbung fand Gehör. Am 25. Juli 1617 wurde auf Murau Hochzeit gefeiert. "Eine der ungleichsten Ehen, die je geschlossen worden."
Die Ehe der Einundachzigjährigen und des um fünfzig Jahre Jüngeren gestaltete sich zu beiderseitiger Zufriedenheit. Anna, der reiche Menschenkenntnis und unabhängiges Urteilsvermögen nicht gefehlt haben können, gab Georg-Ludwig alsbald den bündigsten Beweis ihrer Wertschätzung. Als sie nämlich "sein zu mir von ganzen Herzen nit anderst, als gleichsam ein Sohn zu seiner geliebsten Frauen Muetter tragende sonderbare große Lieb und gethreue willigste Affection ... dermaßen augenscheindlich im Werckh gespürt, wahrgenomben und vermerkht, das an würckhlicher Fortsetzung und Continuirung derselben, solang uns Gott der Almechtige nach seinen göttlichen und gnedigen Willen noch das Leben beisammen vergönnen wierdt, durchaus keinen Zweiffel", schenkte sie, mit Verschreibung vom 20. Oktober 1617, ihrem "geliebten Herrn und Ehegemahl" für den Fall ihres Todes die Herrschaft Murau.
1623 verstarb Gräfin Anna und erreichte das für die damalige Zeit wahrhaft methusalemische Alter von 87 Jahren.
Sie war eine geschäftstüchtige und gleichzeitig mildtätige Frau gewesen, und ich glaube, sie liebte Murau. Ich folgte ihr als Herrin auf Murau. Die Herrschaft

diente nach Annas Tod der Familie nur noch selten als Wohnsitz, da die bequemeren Schlösser in Böhmen, Wien und Deutschland als Wohnsitz vorgezogen wurden.
Murau ist immer etwas Besonderes für mich gewesen. In Murau habe ich meine Heimat gefunden.
Vor 26 Jahren habe ich Kary Schwarzenberg geheiratet. Wir fuhren in die Steiermark, und er zeigte mir Murau. Ich war überwältigt; begeistert von der Stimmung, die von diesem Flecken Erde ausging.
Da war Musik in dem alten Gemäuer: der knarrende Holzboden, die klappernden Kamine, die quietschenden Türen. Da war reine Sinnesfreude: der Geruch des Steinbodens auf dem Gang oder des Brennholzes, das gestapelt neben den Öfen in den Zimmern lag.
Kary hatte sich damals nur eine kleine Junggesellenwohnung im Schloß eingerichtet, in die wir provisorisch einzogen. Es stellte sich aber sehr bald die Frage nach einem größeren Domizil in der Steiermark, da mein erstes Kind bereits unterwegs war. Wir sahen uns viele schöne Plätze an. Es gab ein hübsches Schloß in Ramingstein, das hergerichtet werden konnte. Es gab in Schrattenberg einen Platz, wo einmal ein Schloß gestanden war, das in den Zwischenkriegsjahren abgebrannt war. Es existierte noch eine schöne Schloßmauer mit vier Türmen. Von Schrattenberg aus konnte man in drei Täler einsehen: die Mur entlang hinunter nach Kärnten, hinauf Richtung Judenburg und gegen Westen ins Obere Murtal. Wir haben viel diskutiert und sind die vom Feuer verschont gebliebene Schloßmauer in Schrattenberg entlanggewandert.
Ich aber liebäugelte mit Murau.

Es gab etliche Argumente, die gegen einen Umbau von Murau sprachen: Der Haushalt würde nur umständlich zu führen sein; der Umbau wäre unverhältnismäßig teuer usw . . .
Letztendlich wurde aber dann doch Murau hergerichtet, und ich verbrachte wunderbare Jahre dort. Meine zwei erstgeborenen Kinder gingen in Murau zur Volksschule, und es war eine Freude zu beobachten, wie prächtig sie sich entwickelten. Ich selber begann meine ärztliche Ausbildung im Landeskrankenhaus Stolzalpe, und in der Freizeit gab es unbegrenzte Jagdmöglichkeiten; am Gestüthof wurden Pferde eingestellt, die Mur ist ein hervorragendes Fischwasser, die Berge luden zum Wandern ein, und im Winter ist Murau überhaupt am schönsten, wenn Schnee gefallen ist und die Sonne die Landschaft in gleißendes Licht taucht.
Das ist mein Murau.
Dort habe ich meine Liebe zur Natur entdeckt.
Ich lernte Schifahren und wurde eine begeisterte und gute Schiläuferin.
Ich lernte jagen, reiten und bergsteigen. Ich konnte nicht genug kriegen von der Natur. Ich ritt, weil ich über die Blumenwiesen entlang der Mur reiten konnte, aus denen Schmetterlinge aufflatterten und manchmal ein niedergetaner Bock hoch wurde. Ich stieg auf die Berge, weil ich mich nicht satt sehen konnte an den sommerlichen Schneefeldern, den Almblumen, den Wasserfällen und Gebirgsseen. Ich ging auf die Jagd, weil ich im Herbst den Hirsch röhren hören mußte und den ersten Septemberschnee unter den Schuhen knirschen hören wollte. Wer kann die Stim-

mung beschreiben, wenn man bei Dunkelheit noch in den Wald geht und beglückt im Vorfrühling den großen und später auch den kleinen Hahn balzen hört!? Und wenn die Rehböcke rot verfärbt waren, wurden sie bejagt. Dann war es Sommer.

In dieses Murau kam ich nun nach meinem Unfall zurück.

Die zwei Stockwerke zu unserer Wohnung, die ich bis vor kurzem noch meist im Laufschritt emporgeeilt war, wurde ich nun von zwei Männern in einem Sessel hinaufgetragen. Ich merkte ihnen an, daß sie mein Gewicht kaum spürten: Ich hatte über zehn Kilo abgenommen, obwohl ich immer schlank gewesen war.

Viele Menschen kamen mich besuchen, und es geschah mit jenem aufrichtigen Mitgefühl, das zu Herzen geht.

Das hat mich gestärkt und aufgerichtet.

Ich hatte eine bestimmte Vorstellung, als ich nach Murau kam.

Ich wollte im Freien spazierengehen.

Monatelang war ich die meiste Zeit in einem Zimmer eingesperrt gewesen, und mein Bedürfnis nach frischer Luft, nach den Gerüchen des Waldes, der Wiesen, nach dem Anblick der Berge, nach Wind und Wasser war fast zwanghaft geworden.

Kurz bevor ich nach Murau kam, hatte ich die ersten Schritte allein im Rollator geschafft. Ich latschte mit durchhängenden Knien höchstens zehn Schritte in diesem Gestell. Dann mußte ich mich blitzartig hinsetzen, weil mir die Kraft ausging.

Also, dachte ich, muß jemand einen Sessel hinter mir hertragen, damit ich mich jederzeit hinsetzen kann, wenn ich spazierengehe.
Außerdem verlor ich noch ständig das Gleichgewicht, und wenn mich nicht jemand auffing, kippte ich seitlich einfach um, ungebremst.
Also, dachte ich, muß jemand rechts und jemand links von mir gehen, um mich aufzufangen, wenn ich umkippe.
Außerdem hatte ich das Problem mit meiner Blase; ich konnte bei Harndrang den Harn nicht länger als ein oder zwei Minuten zurückhalten.
So beschloß ich, eine Schüssel mitzunehmen, die man auf den Sessel stellen konnte, und ich würde mich darauf setzen.
Die begleitenden Herren würde ich bitten, sich zu entfernen.
Außerdem würde ich mir eine einsame Strecke aussuchen, wo man mich nicht beobachten konnte.
Das Experiment gelang. Ich ging im Freien spazieren.
Anfangs kippte ich tatsächlich noch bei jedem zweiten oder dritten Schritt einfach um und mußte von meinen Begleitpersonen aufgefangen werden.
Auch bemerkte ich eine eigenartige Schleifspur, die ich im sandigen Boden zurückließ. Sie befand sich dort, wo mein rechtes Bein aufsetzen sollte, und am linken hinteren, stumpfen Ende des Rollators. Das heißt, ich konnte mein rechtes Bein überhaupt nicht heben. Mit großer Mühe zog ich es nach vorne und stützte mich dabei schwer auf meinen linken Arm, wodurch das hintere, stumpfe Ende des Rollators in den Boden gedrückt wurde.

Mein Gehen war ein Schlurfen. Ich durfte nicht daran denken.
Mein inneres Bild von mir war anders: aufrecht, lachend, strahlend, schwebend, energiegeladen und vieles mehr.
Wieder war die bloße Vorstellung vom Spazierengehen im Freien so lebhaft in meinem Kopf, daß ich all die Mühsal – fast kann man sagen all die Grausamkeiten, die damit verbunden waren – vergaß.
Ich glaube, ich vergaß tatsächlich, wie ich aussah, und den mich begleitenden Menschen werde ich es nie vergessen, daß sie es mich nicht merken ließen und mich stets angespornt haben.
Ich ging im Freien spazieren, und es zählte nur mehr der Duft des Waldes und daß ich die würzige Luft tief einatmen konnte; es zählte, daß ich vertraute Blumen und Pilze sah, daß ich die Baumwipfel rauschen hörte und daß ich sehen konnte, wie das Sonnenlicht durch die Bäume hindurch seine lustigen Spiele auf den Forstwegen trieb.
In Wirklichkeit schob ich eine zentnerschwere Last im Rollator, nämlich mich selber, vor mir her. Dieses Bild jedoch verwob sich, eingebettet in eine mir so vertraute liebe Umgebung, mit der ganz anderen Vorstellung von mir zu einer neuen, weniger grausamen Realität.
Meine tägliche Gehstrecke betrug anfangs etwa 50 Meter. Nach zwei Monaten, als ich Murau wieder verlassen mußte, hatte ich die Strecke auf nachgemessene 270 Meter gesteigert.
Außerdem brauchte ich nur noch eine Begleitperson, da sich mein Gleichgewicht gebessert hatte und ich nicht mehr unkontrolliert seitlich wegkippte.

Nach dem "Spaziergang" ließ ich mich täglich durch die Gegend chauffieren. Nur Turrach und die Turracher Höhe habe ich gemieden. Ich fühlte mich noch nicht stark genug, diesem Ausgangspunkt meines Leidensweges zu begegnen.
Täglich fuhr ich nun als Patientin zur Physiotherapie in das LKH Stolzalpe.
Ich genoß diese täglichen Fahrten ins Krankenhaus und zurück ins Schloß.
Es erinnerte mich so sehr an die Zeit, als ich dorthin zur Arbeit fuhr.
Den wichtigsten medizinischen Rat bekam ich von der behandelnden Physiotherapeutin. Meine Haut war überempfindlich geworden. Oft durfte man mich nicht einmal berühren, ohne daß ich aufschrie. Das war natürlich problematisch bei all der Pflege, die ich noch brauchte. Die Physiotherapeutin riet mir, mich zu bürsten. Das war ein königlicher Rat und hat mein Dasein wesentlich verbessert. Ich kam auf die Idee, mich morgens schon vor dem Aufstehen bürsten zu lassen. Anschließend bat ich, mir Arme und Beine leicht durchzubewegen.
Die Muskelkrämpfe, die morgens immer besonders arg waren, ließen nach dem Bürsten nach. Auch die Überempfindlichkeit der Haut mit dem peinigenden Juckreiz besserte sich allmählich. Die Stellen, wo meine schwachen Arme hinreichten, bürstete ich selber, den Bauch und die Brust. War das angenehm!! Für mich ist das Bürsten ein wichtiger peripherer Reiz geworden, welcher die Hyperästhesie der Haut langsam normalisierte und meine Muskelspasmen günstig beeinflußte.

Trotzdem gab es auch in dem schönen Murau viele Tage, an denen ich vor Schmerzen laut weinte und mich mit meinem Zustand nicht abfinden konnte.
Immer noch saß mir die Angst im Nacken, daß ich schwer behindert bleiben würde, und immer noch hatte ich keinen Weg für mich gefunden, damit fertigzuwerden.
Mein jüngster Sohn, Karl-Philip, verbrachte einen Teil seiner Schulferien bei mir in Murau. Er hatte das Reiten entdeckt, und täglich rückte er mit seinen beiden Freunden zum Gestüthof aus. Sooft ich konnte, ging ich daher mit meinem Rollator dort spazieren, um ihm zuzusehen. Er hatte einen natürlichen, guten Sitz zu Pferd, und sein Anblick war meine ganze Wonne.
Wie gut kannte ich die Wege, auf denen er ritt. Unzählige Male bin ich selber dort geritten.
Jetzt lehnte ich schwer in meinem Rollator, den Blick starr nach vorne gerichtet, denn ich konnte mich nicht zur Seite drehen, ohne umzufallen, und ich war froh, wenn Karl-Philip in meinen Blickwinkel kam. Trotzdem war es ein Fortschritt. So vieles galt als Fortschritt, manche verstiegen sich gar soweit, es als medizinisches Wunder zu bezeichnen, was für mich immer noch ein grauenhafter Zustand war.
Ich reagierte auch recht eigenartig auf derlei Äußerungen; entweder ich tat sie als Blödsinn ab, oder ich wurde aggressiv. Niemand, meinte ich, könne sich vorstellen, welche Qualen ich durchzustehen hatte, damit dieses medizinische Wunder stattfinden konnte. Wenn ich allein war, weinte ich vor Verzweiflung.
Erst ganz langsam lernte ich aus mir selber, aus meiner Natur heraus zu lernen. Die schrittweise Aufrich-

tung meines Körpers konnte ich an mir beobachten. Es wurden ziemlich regelmäßig in 14tägigen Abständen Videoaufnahmen von mir beim Gehen und Turnen gemacht. Man konnte deutlich die kleinen Fortschritte beobachten. Fortschritte, die mir selbst allerdings kaum einen Fortschritt brachten. Außerdem kannte ich die fraktale Gesetzmäßigkeit, die hinter meiner "Aufrichtung" stand. Ich wußte um die Bedeutung des täglichen Turnens als dynamischen Prozeß, der die Fraktalität der "Aufrichtung" garantierte.

Mit Demut begann ich das Wunder meines Regenerationsprozesses vor meinem inneren Auge ablaufen zu lassen, im Bewußtsein, ein Kind dieser Erde zu sein, eingebettet in die Großartigkeit ihrer Natur.

Häufig aber übermannten mich Schmerzen, und ich begann zu zweifeln.

Es war ein permanentes Wechselspiel zwischen dem Begreifen meines Zustands und meiner gleichzeitigen Verzweiflung darüber.

Trotzdem hat mich Murau physisch und psychisch gestärkt.

Nach zwei Monaten kehrte ich vor allem mit der Gewißheit nach Wien zurück, daß ich Fortschritte machte, und war motiviert, den Kampf um meine Genesung weiter aufzunehmen.

Herbst in Wien

Ende August ging der Aufenthalt in Murau zu Ende. Die Rückfahrt nach Wien war schön, und im Palais angekommen, stieg ich langsam und auf einer Seite von Wassil, unserem Kammerdiener-Chauffeur, gestützt, die Treppen zur Wohnung empor. Der Lift, der für mich eingebaut werden sollte, war überflüssig geworden.

Eintragungen in mein Tagebuch:

2. 9. 1993
Vor ein paar Tagen habe ich das schöne Murau verlassen und bin nach Wien zurückgekehrt.
Hier in Wien sind alle meine Kinder, und das tut mir gut.

Ich habe eine interessante Entdeckung gemacht: Als ich im April von Houston zurück nach Wien kam, besorgte ich mir ein elektrisches Fahrrad. Während der Monate Mai, Juni bin ich fast täglich an diesem Fahrrad gehangen. Gehangen ist das richtige Wort, denn ich ließ einfach meine Beine passiv bewegen und war zu schwach, die Pedale aktiv zu betätigen.
Dieses elektrische Fahrrad nahm ich zwar nach Murau mit, habe es aber dort niemals verwendet.
Insgesamt zwei Monate lang.
Gestern setzte ich mich erstmals wieder ans Fahrrad. Ich staunte, wie leicht sich die Pedale treten ließen. Ich wurde auch gar nicht müde.
Da haben sich meine Spaziergänge in Murau doch gelohnt. Die Kraft in meinen Beinen hat bedeutend zugenommen.
Derzeit probiere ich, beim Gehen mein Becken aktiv vorzuschieben. Dadurch bringe ich mein rechtes, schwächeres Bein viel besser nach vorne.
Mein Bauch beginnt sich langsam wieder zu bewegen. Auch Brust- und Rückenmuskel umschnüren wie harte Stränge meinen Oberkörper.
Meine Hände brennen besonders abends wie Feuer. Dafür kommt Sensibilität zurück.

3. 9. 1993

Heute habe ich mir das erste Mal allein die Brille aufgesetzt. Mein rechter Arm dürfte tatsächlich etwas stärker geworden sein.
Die Nächte sind nach wie vor sehr unangenehm. Wenn ich auf der Seite liege, bekomme ich nach kurzer Zeit entsetzliche Krämpfe, und wenn ich auf dem Rücken liege, habe ich

nach kurzer Zeit Schmerzen. Liege ich auf dem Bauch, kann ich mich nicht allein umdrehen und kann auch nicht läuten, daß man mir dabei hilft.

4. 9. 1993
Heute habe ich wieder etwas das erste Mal getan. Ich bin allein gekniet. Dann habe ich mich mit beiden Armen auf die Sitzfläche eines Sessels gestützt und meinen Kopf darauf gelegt. Heidi meint, daß ich irgendwann einmal aus der knieenden Position ein Bein werde aufstellen können und einmal dann auch aufstehen. Ein anzustrebendes Bewegungsmuster.

9. 9. 1993
Die Schmerzen haben wieder zugenommen, und ich hatte einen fürchterlichen Tag. Mein Körper brennt wie Feuer. Ich spüre jeden einzelnen Muskel als spastischen Strang. Mein psychischer Hang-over besteht darin, daß ich verzweifelt darüber bin, nicht selbständiger zu sein.
Das Aufsitzen im Bett bereitet mir nach wie vor Probleme. Immer wieder verliere ich das Gleichgewicht.

Der Monat September war trotzdem ein gefährlicher Monat.
Dr. Di hatte mir immer in Aussicht gestellt, daß es ab dem achten, neunten Monat sichtbar leichter werden würde.
Ich war angespannt.
Meine Erwartungshaltung war grenzenlos.
Mein derzeitiger Zustand war noch meilenweit von einem annähernd normalen Leben entfernt. Ich wußte, daß eine mindestens ebenso große Anstrengung,

wie ich sie bereits durchgemacht hatte, notwendig sein würde, um dieses Ziel – ein annähernd normales Leben – zu erreichen. Irgendwie war ich therapiemüde geworden.
Ich ging morgens lustlos zur Therapie ins Maria-Theresien-Schlössel.
Nachmittags weinte ich oft. Ich hatte fürchterliche Schmerzen.

Schließlich rettete mich mein "Hausarzt", jener Arzt, der Hausverbot im Lorenz-Böhler-Spital bekommen hatte. Er durschaute meine Depression und gab mir Lithium carbonicum D4, D30, D200. Obwohl diese homöopathischen Potenzakkorde meiner Auffassung der Homöopathie widersprachen, nahm ich es ein und hatte das freudige Erlebnis, daß sich meine Stimmung aufhellte.
Die Krämpfe meiner Muskulatur wurden jetzt zeitweise unerträglich. Sie betrafen nun, mit Ausnahme der vorderen Seite des Brustkorbs, meinen gesamten Körper. Meine Beine und Arme hingen wie tonnenschwere Klötze an meinem Körper. Ich spürte jede einzelne Sehne, jeden einzelnen Muskelstrang wie ein gespanntes Seil. Zudem hatte ich die Empfindung, als brenne mein ganzer Körper.
Zu den erfreulichen Tatsachen gehörte, daß mein Bauch, der wie ein ballonartiges Gebilde den Großteil meiner Vorderansicht eingenommen hatte, kleiner wurde. Dafür hatten sich die Krämpfe auch auf die Bauchmuskulatur ausgedehnt.
Täglich machte ich morgens im Bett isometrische Übungen, so konnte ich den Zustand meiner Musku-

latur sehr gut überprüfen. Anfangs spürt man nur einzelne Muskelfasern, die wie ein Netz zum Beispiel über den Bauch verteilt sind. Wenn man aber diese isometrischen Übungen Wochen hindurch regelmäßig macht, verdichtet sich dieses Netz von Muskelfasern zu einen Muskel.

Man kann mit diesen Übungen aber erst beginnen, wenn eine minimale Innervation der Muskulatur zurückgekommen ist.

Die Muskulatur des vorderen Brustkorbes rührte sich zum Beipsiel noch nicht, und dieser sah auch noch ausgesprochen mickrig aus.

Wie vor einer gläsernen Wand stand ich wiederum vor der Tatsache, frei gehen zu lernen. In alle Richtungen verlor ich das Gleichgewicht. Mal fiel ich vornüber, mal nach hinten, mal kippte ich seitlich weg.

Ich kann mir nicht vorstellen, jemals mein Zimmer zu durchqueren.

Ich kann mir nicht vorstellen, jemals wieder frei eine Treppe herunterzugehen.

Ich kann nicht, ich kann, ich kann nicht, ich . . .

Eigentlich hätte ich wissen müssen, daß es damals, als ich das Gehen im Rollator lernte, genauso gewesen war.

„Einmal möchte ich im Rollator acht Schritte gehen können!", soll ich zu Beginn dieses Rollator-Trainings zu meiner Physiotherapeutin gesagt haben.

Ich weiß nicht, warum ich auf die Zahl acht kam, und außerdem erinnerte ich mich gar nicht mehr an diesen Vorfall. Aktuell war meine derzeitige gläserne Wand, durch die ich hindurchmußte. Es bedeutete härtestes Training. Die täglichen Rückschläge gelassen hinneh-

men, bis man eines Tages zuerst einen, dann zwei, dann drei Schritte frei machen kann, denn das ist die Voraussetzung, daß man einmal frei gehen kann.
Irgendwie wollte ich diese Gesetzmäßigkeit aber nicht mehr zur Kenntnis nehmen. Ich scheute die Vorstellung, jetzt wiederum wochen- bis monatelang das freie Gehen zu üben, mit einer Betreuungsperson dicht an meine Fersen geheftet, die meine Stürze verhindern sollte. Zugegebenermaßen hatte ich im Innersten gehofft, es würde schneller und leichter gehen, so als könne ich nahtlos vom Gehen im Rollator zum freien Gehen hinüberwechseln. Die Aussicht des wochenlangen Trainings bei ständiger Sturzgefahr stimmte mich depressiv.
Ich war tatsächlich therapiemüde.
Da versenkte ich mich in mein Wissen um die wunderbare fraktale Gesetzmäßigkeit der Natur.
Ich hielt mir vor Augen, wie überall in der Natur dynamische Prozesse auf Strukturen einwirken, wie dieselben laufend verändert werden und sich dennoch in der Gesamtschau so wunderbar im Gleichgewicht halten.
Jeder Naturerscheinung liegt ein Algorithmus zugrunde, und durch dessen Wiederholung entstehen alle Erscheinungen unserer Welt. (B. Mandelbrot)
Ich blickte aus dem Fenster; es war ein strahlender Herbsttag.
Einzelne Haufenwolken standen am Himmel, bizarrste Formen fügen sich harmonisch zusammen.
Das tägliche Kunstwerk am Himmel.
Eine Wolke ist immer eine Wolke. Immer anders, aber immer ähnlich. Ihre Form wird durch die verschiede-

nen Einflüsse in der Atmosphäre laufend verändert. Ihre Struktur verliert aber niemals, auch nicht für den Bruchteil einer Sekunde, den informativen Charakter, nämlich daß es sich um eine Wolke handelt. Solche Entwicklungsbahnen, wie sie die betrachteten Wolken durchmachen, werden auch als Trajektorien bezeichnet. Laufend werden chaotische Übergänge absolviert, und es ist nicht voraussagbar, wann das potentiell chaotische System tatsächlich ins Chaos fällt. Auch das ist Teil des Verhaltens solcher evolvierender Systeme.

Dynamische Prozesse sind die Voraussetzung jeglicher Entwicklung in biologischen oder nichtlinearen Systemen, ob jetzt eine homöopathische Arznei verschüttelt und verdünnt wird oder ich meine Übungen mache; das sind nur verschiedene Ebenen für das gleiche kosmische Naturgesetz.

Es gilt auch für mich.

Meine Rehabilitation ist vorprogrammiert. Das einzige, was ich nicht tun darf ist, mich ins Bett zu legen und die Zeit zu verschlafen. Das würde meine Rehabilitation verhindern. Ich würde das "bedrest-syndrome" bekommen.

Ich muß turnen. Das ist mein dynamischer Prozeß, der aus meinem maroden Muskelsystem wieder ein normal funktionierendes machen soll. Wann das sein wird, ist nicht voraussagbar.

Die fehlende Voraussagbarkeit als Teil des Verhaltens chaotischer Systeme lehrt mich verstehen, was mit Geduld gemeint ist.

Auch die Geduld ist ein Prozeß. Plözlich ist sie überflüssig, und man ist für seine Geduld belohnt worden.

So nehme ich wieder das Traininig auf mich: ein freier Schritt, zwei freie Schritte; einmal werde ich das Zimmer durchqueren können.
Das mühsam erlernte sogenannte "schöne" Gehen im Rollator ist futsch. Ich mache winzige Schritte, unregelmäßig, schwankend und breitbeinig. Ich kann den Fuß vor lauter Gleichgewichtsproblemen nicht mehr abrollen, sondern setze ihn mit der ganzen Fläche klatschend auf. Es wird wieder Monate dauern, bis mein freies Gehen so sein wird wie mein derzeitiges Gehen im Rollator. Es stürzte mich immer wieder in Verzweiflung.
Die Unerbittlichkeit dieses Gesetzes machte mich schwindelig, klein und miserabel. Dieses Gesetz kann nicht umgangen werden.
Ich begann zu erahnen, was Akzeptanz heißt.
Es ist, wenn Friede einkehrt und die brennendheißen Wünsche sich harmonisch auf das körperliche Vermögen abzustimmen beginnen.

Akzeptanz ist, wenn meine körperliche Erfahrung mit meinem kosmischen Wissen übereinstimmt. Leider weiß ich sehr oft Dinge, kann sie aber nicht in die Praxis umsetzen. So war ich zum damaligen Zeitpunkt auch noch meilenweit von einer Akzeptanz meines täglichen Lebens entfernt. Immer noch schütteln mich Wut- oder Verzeiflungsanfälle, wenn mein halblahmer Körper nicht das durchzuführen imstande ist, was ich mir vorstelle.
Ich muß mich damit abfinden, daß ich vom Sessel allein aufstehen kann, aber nicht vom Boden; daß ich ein T-Shirt zwar über den Kopf ziehen kann, es dann

aber meist in Schulterhöhe festklebt und ich es nicht hinunterzuziehen vermag; daß ich in die Badewanne ganz gut allein hineinkomme, aber derzeit noch kein Weg allein herausführt. Daß ich mich das eine Mal vom Liegen ganz gut aufsetzen kann, aber es das andere Mal einfach nicht gelingt, wenn der Winkel zwischen Oberkörper und Beinen nicht ganz genau stimmt.

Noch etliche ähnlich gelagerte Beispiele könnte ich anführen. Sie alle bilden meine derzeitige körperliche Erfahrung. Mein Geist geriert die Idee von mir, wie es sein wird, wenn ich wiederhergestellt bin; die Information darüber beziehe ich aus dem Kosmos. Es ist die Information über die Gesetzmäßigkeit, in die ich eingebettet bin, und welche Möglichkeiten sie birgt. Ich kenne sie nur bruchstückweise, aber wenn ich in mich hineinhorche, in mich hineinsehe, werde ich weise. Die Angst, ich könnte behindert bleiben, verschwindet, und mein schwerer, schmerzender Körper wird leichter.

Leider war ich damals im Herbst sehr stimmungslabil, und Wutanfälle abwechselnd mit Verzweiflungsausbrüchen prägten meinen Alltag.

Meine kleinen, aber ach so teuren Fortschritte bestehen darin, daß ich, oft verbunden mit vielem Fluchen und Gestöhne, die Unterhose selbst überstreifen kann. Eine lockere Jogginghose geht auch schon. Ein weites T-Shirt bringe ich gerade über meinen Kopf.

Ich habe den Kran aus meiner Badewanne entfernen lassen und kann mit fremder Hilfe ganz gut in die Badewanne ein- und aus ihr heraussteigen.

In der Früh geht es mir relativ gut.

Meine Hände beginnen sich zu entwickeln. Allmählich nehmen sie wieder die Form gesunder Hände an. Hatte ich vordem das Gefühl, daß an meinen Unterarmen taube Bleiklötze hingen, so wird das langsam abgelöst von mehr gummiartigen Gebilden, die aber schon eine aktive Verbindung zu den Unterarmen aufweisen. Auch erfühle ich schon deutlich mehr mit meinen Händen. Zwar kann ich immer noch keine Gegenstände erkennen, die man mir bei geschlossenen Augen in die Hand gibt, aber ich spüre den Unterschied zwischen einer rauhen und einer glatten Oberfläche. Ich kann auch schon verschiedene Materialien unterscheiden: zum Beispiel ein Frotteehandtuch von der glatten Oberfläche des Lavoirs im Badezimmer. Diese Aktivität der Hände ist, vor allem abends, verbunden mit einem Gefühl, als liefen tausend Ameisen auf ihnen herum. Es schießen unbeschreiblich schmerzhafte Entladungen ein, so als griffe man in ein Wespennest und würde tausendfach gestochen.
Hände und Unterarme brennen wie Feuer. In den Oberarmen habe ich einen schweren Muskelkater. Ich kann nachts kaum noch auf der Seite liegen, weil die Oberarme derartig schmerzen.
Ich habe nicht gewußt, was Schmerzen sind.

Oft denke ich, daß ich vielen Patienten Unrecht getan haben muß, wenn sie mit Schmerzen zu mir kamen. Ich weiß, daß ich mir bezüglich Schmerzen anderer immer irgendwie hilflos vorkam. Ich hatte vor meinem Unfall Schmerzen nicht gekannt. Heute würde ich mich sicher anders verhalten. Ich weiß, daß man mit Schmerzen auf Dauer nicht leben kann.

Eigentlich müßte jeder Arzt eine schwere Erkrankung durchmachen, um zu wissen, was Schmerzen sind.
In den letzten Tagen haben die Schmerzen im rechten Bein wieder zugenommen. Es schießen auch immer wieder offensichtlich falsche Nervenimpulse wie elektrische Schläge ins Bein, was zur Folge hat, daß sich das Bein kontrahiert. Es kontrahiert sich in der Beugestellung mit dorsal-flektiertem Vorfuß. Letzte Nacht waren diese Kontraktionen besonders arg. Ich hatte auch einen wilden Traum von einer Schneeballschlacht im Hof meines elterlichen Schlosses. Als ich erwachte, empfand ich meinen halblahmen Körper als unerträgliches Gefängnis und schrie auf vor Frust und Verzweiflung. Ich wollte mich bewegen, ich wollte mit Schneebällen schießen, ich wollte laufen, ich wollte außer Atem kommen. Ich wollte nicht mehr im Bett herumliegen. Mir fiel der Rollator ein, das einzige Fortbewegungsmittel für mich, und ich ließ ihn mir geben. Hektisch begann ich im Zimmer auf und ab zu gehen und bemerkte plötzlich, daß ich mich nicht mehr von Ziel zu Ziel schleppte, sondern von Ziel zu Ziel hin bewegte. Auch achtete ich nicht mehr auf die Schritte, die ich machte, sondern sah beim Fenster hinaus. Mein Gehen hatte sich um eine Nuance verbessert. Ich war glücklich.
Der Tag, der so mühsam begonnen hatte, nahm einen guten Verlauf. Nach der Therapie im Maria-Theresien-Schlössel ließ ich mich auf den Cobenzl chauffieren und machte seit langem wieder einen Spaziergang. Es war nebelig und das Cafe-Restaurant "Cobenzl" geschlossen. Ich erinnerte mich an ein sehr lustiges Fest, das ich vor zirka 30 Jahren dort mitgemacht hatte. Wir

hatten die Nacht durchgezecht, und ich hatte im Morgengrauen mit einem Flirt auf demselben Wege lustwandelt, auf dem ich jetzt mit meinem Rollator, eine Nuance besser als gestern, latschte.
Ich bin jetzt im elften Monat. Zehn volle Monate sind seit meinem Unfall vergangen. Ich mache laufend winzigkleine Fortschritte. So klein, daß ich selber Mühe habe, sie zu bemerken.

10. 11. 1993
Das Aufsetzen im Bett geht etwas besser. Meine Hände schmerzen. In den Armen habe ich Muskelkater. Der übrige Körper ist spastisch.

11. 11. 1993
Meine Unterarme bekommen langsam mehr Konturen. Ich kann die Handgelenke schon recht gut dorsal flektieren. Das geht seit einigen Tagen. Meine Stimmung ist schlecht, und ich weine viel. Die Schmerzen zermürben mich. Wenn ich meine Schultern bewege, krachen sie.

12. 11. 1993
Heute war ein recht guter Tag. Das Aufsetzen im Bett hat geklappt.
Ich habe probiert, mit zwei 4-Punkte-Stöcken zu gehen. Aber das war noch recht mühselig.

Der Herbst ist nun endgültig da. Viel Nebel und trübes Wetter prägen diese Tage. Ich absolviere meine täglichen Physiotherapiestunden im Maria-Theresien-Schlössel und versuche, mich bei Laune zu halten. Das ist nicht einfach. Mein Leben vor dem Unfall war so abwechslungsreich gewesen, so bunt und so aufregend, daß ich die größte Mühe habe, mein jetziges tägliches Einerlei hinzunehmen. Ich probierte meine Tage aufzulockern. Meine nun fast täglich stattfindenden Ausfahrten auf den Cobenzl oder den Kahlenberg wurden zu einem solchen auflockernden Höhepunkt. Ich ging wieder im Freien spazieren und spürte das herabgefallene Laub unter meinen Füßen rascheln. Diese Spaziergänge strengten mich allerdings unglaublich an, und oft, wenn ich mittags nach Hause kam, konnte ich kaum noch gehen.

Dr. Di kam Mitte November für drei Tage nach Wien. Ich klagte vor allem über meine permanenten Schmerzen, über das brennende Hitzegefühl, das jederzeit an irgendeiner Stelle meines Körpers aufflammt, das Gefühl zu ersticken oder, besser gesagt, bei lebendigem Leib zu verbrennen vor lauter Hitze, ich erzählte ihm von meinem Unvermögen zu schwitzen und daher einen normalen Temperaturausgleich herzustellen. Ich erzählte ihm, daß sich meine Muskeln wie harte gespannte Seile anfühlten, und ich erzählte ihm von den Krämpfen, die meine Muskulatur besonders nachts überfielen. Meine Liste war lang. Meine Verdauung funktionierte schlecht, und ich mußte täglich Abführmittel nehmen, und auch meine Blase war, obwohl gebessert, immer noch nicht normal.

Dr. Di hörte sich alles ganz genau an, er untersuchte mich auch ganz genau und hatte für meinen Gesamtzustand folgende Erklärung:
Der von mir geschilderte Zustand wird als zentrales

Disaesthesie-Syndrom bezeichnet. Die Hinterstränge des Rückenmarks, welche die sensiblen Bahnen führen, hinken in ihrer Regeneration den motorischen Bahnen der Vorderhörner nach. Offensichtlich waren die Hinterhörner bei meinem Unfall stärker in Mitleidenschaft gezogen worden. Ich hinterfragte therapeutische Möglichkeiten, und Dr. Di sagte, alle sensiblen peripheren Reize seien wichtig und gut. Meine Bürstenmassagen waren also eine ausgezeichnete Idee, und auch meine wöchentlichen Schwimmausflüge waren ein guter peripherer Reiz. Seit einiger Zeit auch unterzog ich mich einer Therapie, die von Moshe Feldenkrais entwickelt worden war und auch seinen Namen trägt. Ich hatte diese Therapie nicht gekannt und witzigerweise immer nur von meinen eigenen Patienten darüber gehört. Ich empfand diese Therapie als ausgesprochen wohltuend und nützlich. Sie entspannte und aktivierte mich gleichzeitig.
Trotzdem meinte Dr. Di, ich solle wieder nach Houston kommen, weil er meinen Sensibilitätsstatus genau überprüfen wolle.
Der Gedanke, wieder nach Houston zu müssen, war grauenvoll für mich; würde mich doch alles dort an die schlimmste Zeit meines Lebens erinnern.
Ich diskutierte mit meiner behandelnden Ärztin im Maria-Theresien-Schlössel über den Wert, wieder nach Houston zu fahren und meinte, daß ich wenig Lust verspürte, nur zwecks neuerlicher Untersuchungen die Anstrengung einer solchen Reise auf mich zu nehmen. "Follow-ups" werden diese Untersuchungen genannt und bedeuten, daß man stundenlang an diverse Elektroden angeschlossen wird; die Auswertung

dieser Tests ergibt den präzisen Stand des Regenerationsprozesses. Ich hinterfragte die therapeutische Konsequenz, die mir in meinem derzeitigen Stadium auch in Österreich voll gewährleistet zu sein schien.
Ich verschiebe also dieses Projekt, nach Houston zu fahren, auf irgendwann einmal im Frühjahr 1994.
Alles dauert nun schon entsetzlich lange. Ich beginne aggressiv zu werden. Die armen Menschen in meiner unmittelbaren Umgebung bekommen meine Aggressionen nun fast täglich zu spüren. Es ist immer wieder das gleiche Problem. Meine Hilflosigkeit und mein Wunsch, endlich wieder selbständig zu sein, bekriegen einander. Dieses seelisch-geistige Problem findet seine materielle Entsprechung im derzeitigen Zustand meiner Muskulatur. Synergistische und antagonistische Muskeln sind im Ungleichgewicht; die feine Abstimmung zwischen ihnen, die einen harmonischen Bewegungsablauf ermöglicht, fehlt.
Ich mache eckige ungelenke Bewegungen, ich verliere ständig das Gleichgewicht und bin unzufrieden mit meinem Körper.
Am aktuellsten ist mein derzeitiges Anziehproblem. Meine Arme sind immer noch so schwach, daß ich mir die meisten Jogginghosen nicht selbst überziehen kann. Dabei trage ich diese Art von Hosen sowieso extrem ungern. Täglich kommt es zu Wutanfällen, wenn ich diese Hosen dann zu allem Überfluß nicht überziehen kann.
Meine Ungeduld wächst. Gleichzeitig weiß ich aber, daß ich nur mit Geduld und der Bereitschaft, alles hinzunehmen, vorankommen werde.
Ich weiß nicht, wie ich das bewerkstelligen kann.

17. 11. 1993
Heute habe ich mit Heidi das Aufstehen aus der liegenden Position geübt. Es war mörderisch: Ich liege auf dem Bauch. Ich schaffe das Aufstützen auf die Ellenbogen, und sonst rührt sich der Körper keinen Millimeter weiter. Also werde ich nach oben gezerrt, bis die Arme theoretisch den Körper abstützen. Meine Arme sind noch so schwach, daß sie den Körper nur für Bruchteile von Sekunden abstützen können. Dann werde ich wieder am Brustkorb untergefaßt und weiter nach oben in die knieende Position gezerrt. Es ist mir bereits leicht übel vor Anstrengung. Jetzt muß aber noch ein Bein vorgeschoben werden, dann kann man sich mit den Händen darauf stützen und – schwupps – sollte man oben sein. In Wirklichkeit macht 80 Prozent der Kraftanstrengung meine Physiotherapeutin Heidi, und die restlichen 20 Prozent sind meine Unterstützung. Man hat das Gefühl, es nie und nimmermehr zu schaffen. Aufstöhnend habe ich mich niedergesetzt. Heidi sah mich an und meinte trocken: „Genauso war es mit dem freien Stehen Ende Juni!" Und sie hat recht. Immer wieder soll ich Dinge tun, die ich einfach nicht kann. Aber nur wenn ich immer wieder und wieder probiere, kann ich es einmal. Der Weg, bis man etwas kann, verläuft in so millimeterkleinen Schüben, daß man die Schübe bei den täglichen Übungen nicht bemerkt.

Im Fachjargon heißt mein Zustand beziehungsweise der Grund meiner Unzufriedenheit, "ein Plateau haben". Es ist die bei einer Rehabilitation oft beobachtete Tatsache, daß der Patient wochenlang auf der Stelle tritt, bevor es zu einer sichtbaren Veränderung kommt. Es ist sehr schwierig, sich während eines "Plateaus" zu motivieren, an der Rehabilitierung weiterzu-

arbeiten. Die Therapiemüdigkeit ist eine Motivationsmüdigkeit.
Die Seele streikt. Die Seele ist gekränkt.
Mein Empfinden ist auf dem Tiefpunkt. Wie kann ich den Kopf immer noch hoch halten, wenn ich wochenlang dieselben Übungen mache und sich nichts, einfach nichts ändert? Wochenlang schon schleppe ich einen tonnenschweren müden Körper durch die Tage. Ich sehe kein Ende. Das ist der seelische Durchhänger.

Dann kam er plötzlich, der kleine Fortschritt: Eines Morgens Ende November beschloß ich, allein zur Physiotherapie ins Spital zu gehen. Das bedeutete vor allem, allein auf die Toilette zu gehen. Es gelang ohne Schwierigkeiten. Ein wesentlicher Teil meines Intimlebens war zurückerobert.
Ich habe mir auf meine Hosen Klettverschlüsse machen lassen. So kann ich sie allein an- und ausziehen.
Auch dieser November mit seinem trüben Wetter und den kurzen Tagen ist zu Ende gegangen. Mein Pflegepersonal baue ich weiter grimmig entschlossen ab. Nur so bekomme ich das Gefühl, selbständiger zu werden.
Meine Schmerzen haben sich verändert. Waren es zuletzt die Muskeln, die ich wie straff gespannte Seile spürte, verbunden mit diesem eigenartigen brennenden Hitzegefühl, so quälen mich derzeit durchaus bekannte myalgische Schmerzen, wie man sie auch bei einem schweren Muskelkater empfindet. Mit diesen Schmerzen komme ich wesentlich besser zurecht.
Im Bereich meiner Flanken habe ich einen sehr unangenehmen Juckreiz. Wenn ich meine Haut dort kratze

oder bürste, löse ich regelmäßig starke Spasmen im Rumpf und in den Beinen aus.
Untertags habe ich fast gar keine Krämpfe mehr. Nur morgens beim Erwachen quälen sie mich fürchterlich. Ich habe mir wieder angewöhnt, auf dem Bauch zu schlafen. Das bereitet mir ein kolossales Wohlbehagen.
Mit dem Gehen geht es unglaublich zäh voran. Leute, die mich einige Wochen nicht gesehen haben, behaupten zwar, ich ginge jetzt wesentlich flotter; aber brauche ich es zu betonen, daß es mir immer noch viel zu langsam geht?
Mein rechtes Bein ist noch immer sehr schwach. Ich schleife es zwar nicht mehr nach, aber sehr oft stoße ich mit der Fußspitze in der Schwebephase am Boden an. Auch habe ich noch immer keinen richtigen Gehrhythmus gefunden, weil ich mein rechtes Bein nicht schnell genug nach vorne bringe.

18. 11. 1993
Heute bin ich mit dem 4-Punkte-Stock den ganzen Gang in der Wiener Wohnung auf und ab gegangen. Meine Aufrichtung hat sich noch etwas gebessert. Zunächst dachte ich, mein Gleichgewicht sei schlechter geworden, bis ich bemerkte, daß es sich nur verschoben hat.

20. 11. 1993
Weitere Fortschritte beim Gehen. Das Spiel meiner Beine ist koordinierter geworden. Das rechte Knie ist nur mehr wenig gebeugt, wenn ich auftrete, und streckt sich langsam durch, wenn ich das andere Bein belaste. Mein Körper insgesamt ist kompakter geworden, und die ausladenden Bewegungen des Beckens sind verschwunden. Mein täglicher

Spaziergang im Park findet entlang der aufgelassenen Gärtnerei statt. Als ich im Herbst von Murau zurück nach Wien kam, mußte ich noch ein oder zwei Pausen auf dieser Strecke einlegen. Heute bin ich durchgestartet und mußte keine Pause machen. Ich habe die Bekanntschaft mit der Feldenkrais-Methode gemacht. Sie ist zunächst einmal ausgesprochen wohltuend, und plötzlich hatte ich das Gefühl, daß mein Körper lockerer wird.

21. 11. 1993
Heute war ein Heulnachmittag. Oft kann ich meinem Leben nichts Positives abgewinnen. Der September war so ein Hoffnungsmonat für mich gewesen. Dr. Di hat mehrfach gesagt, daß es ab dem neunten Monat schneller bergauf gehen würde. „In nine months there will be delivery!" pflegte er in seinem schlechten Englisch zu sagen. Er meinte, daß dann mein neues Leben beginnen würde. In Wirklichkeit hat sich für mich viel zuwenig geändert, ich bin nach wie vor pflegebedürftig, ich kann mich nicht allein anziehen, ich kann nicht allein auf die Toilette gehen, immer wieder kann ich mich auch im Bett nicht allein aufsetzen. Ich kann nicht frei gehen beziehungsweise ist es ähnlich wie mit dem Rollator vor vier Monaten: ich kann fünf bis sechs Schritte machen, dann überfällt mich blitzartig diese unausstehliche Müdigkeit.
Manchmal lasse ich mich dann gehen und schreie mein Elend hinaus: daß ich so nicht leben will. Daß alles keinen Sinn hat. Resi, meine treue Pflegerin, ist dann immer sehr nett zu mir und tröstet mich.

Der November ist zu Ende gegangen. Der augenscheinlichste Fortschritt dieses Monats ist ohne Zweifel die Tatsache, daß ich nun ohne Begleitung meine tägliche Therapie im Maria-Theresien-Schlössel absolviere. Das bedeutet, daß ich dort allein auf die Toilette gehe. Beim An- und Ausziehen meines Wintermantels hilft mein treuer Chauffeur Wassil.

22. 11. 1993
Ich bin tod- und therapiemüde. Heute war der Tag allerdings besser, und ich habe brav meine Übungen gemacht. In Wirklichkeit will ich im Moment meine Fortschritte gar nicht bemerken, weil ich schlicht und einfach angefressen bin. Es war heute ein prachtvoller Altweibersommertag, und meine Haut wird seit einigen Tagen wieder feucht. Vielleicht kann ich einmal wieder schwitzen.

Gestern hatte ich eine interessante Begegnung mit einem mittlerweile 50jährigen Mann, der vor zirka zehn Jahren eine inkomplette Querschnittläsion im Bereich C4 erlitten hatte und der voll rehabilitiert ist. Wenn er ins Zimmer kommt und sich in den Fauteuil setzt, bemerkt man gar nichts. Nur beim genaueren Hinsehen entdeckt man Kleinigkeiten, wie daß er seine rechte Hand irgendwie komisch hält.
Beim genaueren Hinterfragen gesteht er mir, daß er immer noch Krämpfe hat und diese sofort ärger werden, wenn er aufhört zu turnen. Er turnt zwei Stunden täglich. (Das macht mir nichts aus, denke ich.)
Er blickte mich sinnend an und meinte, daß ich viel zuwenig übe.
Man muß unentwegt Teilbewegungen üben, bis diese ganz gefestigt sind, denn nur so bringt man einmal ein normales Bewegungsmuster zusammen. Es ist das

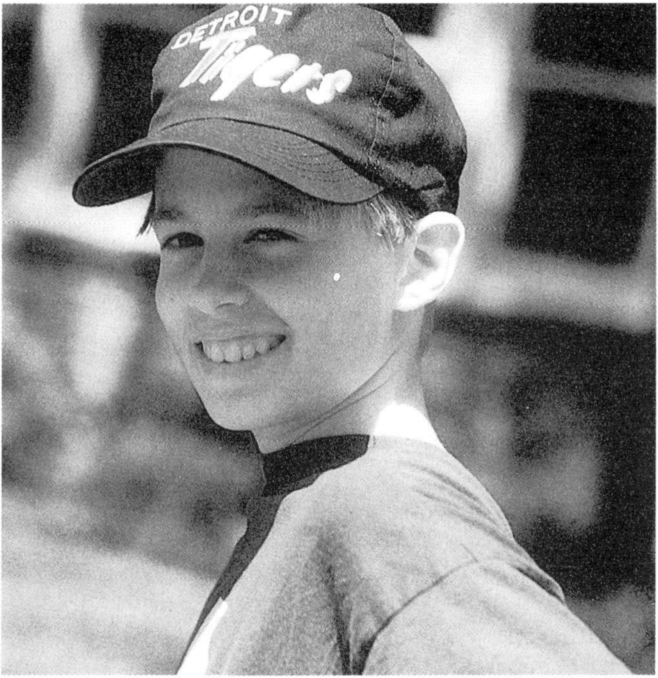

Der jüngere Sohn Karl-Philip, genannt Witti

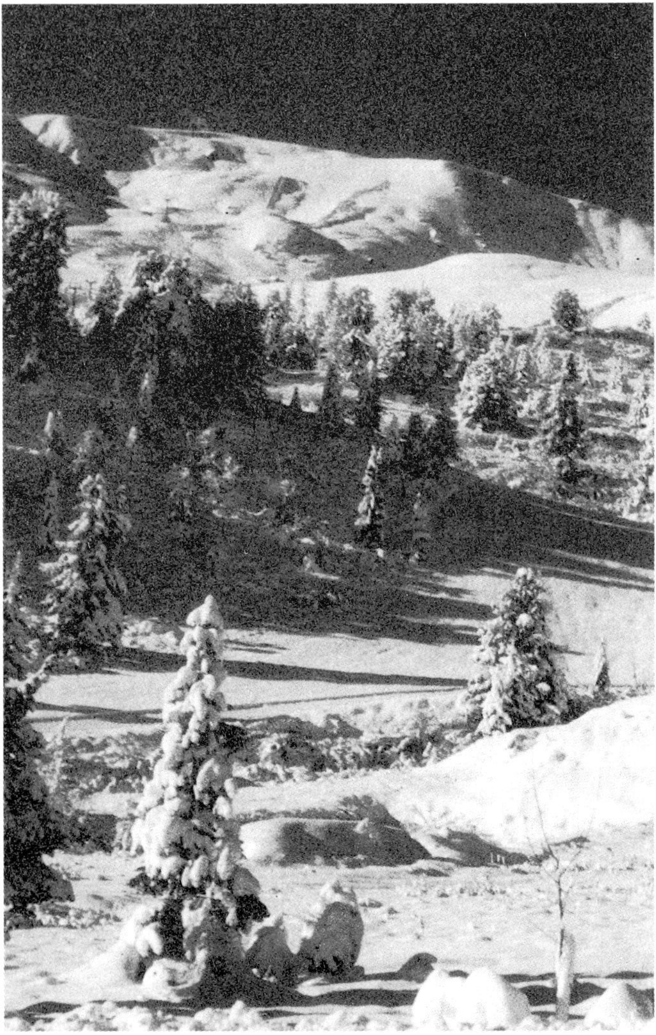

Der verhängnisvolle Schihang auf der Turracher Höhe, Steiermark, hier (im Bild links oben) geschah der Unfall am 28. 12. 1992.

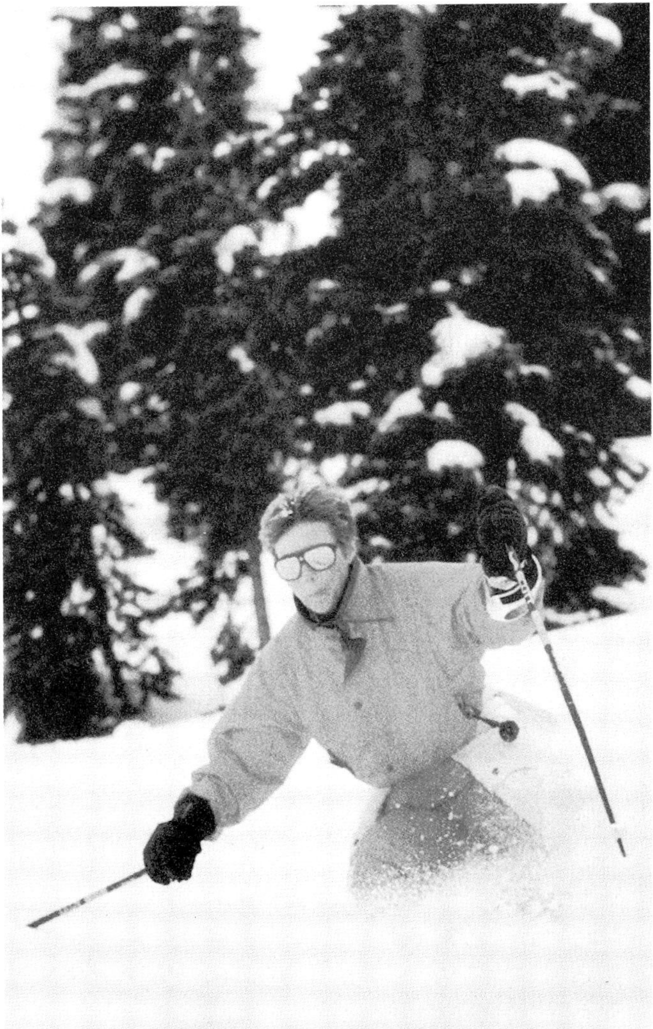

Vor dem Unfall – Therese von Schwarzenberg genießt als begeisterte Sportlerin die Abfahrt durch den Pulverschnee.

Murau, Steiermark, mit dem Schwarzenbergschen Schloß

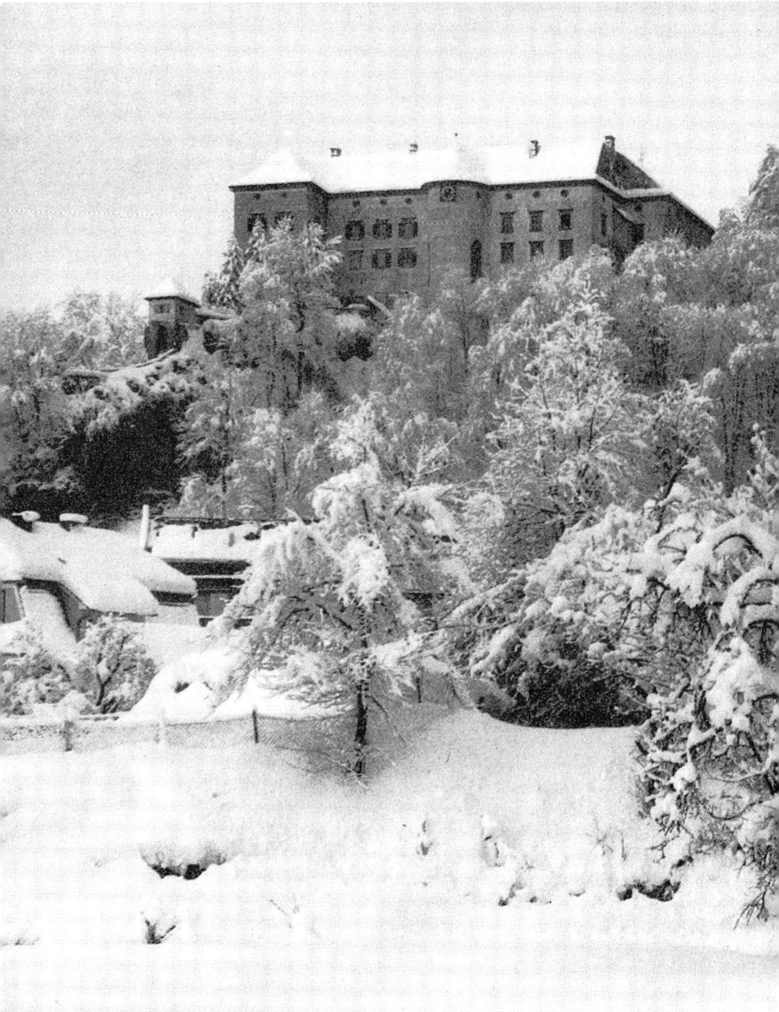

Winter in Murau

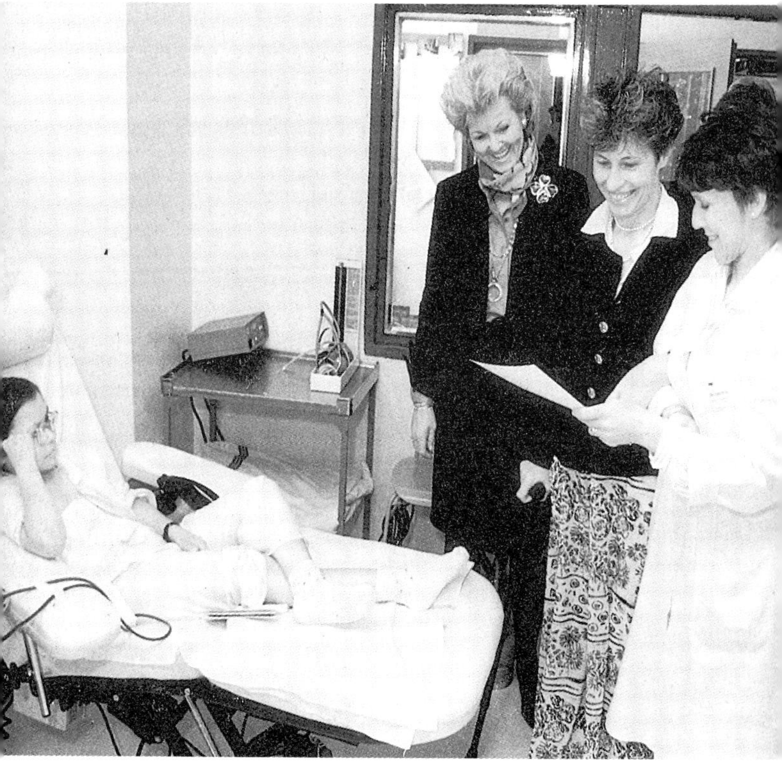

Oktober 1994, erstes öffentliches Auftreten nach dem Unfall:
Therese von Schwarzenberg eröffnet gemeinsam mit
Isabelle Ratibor die Kinder-Dialysestation
des Prager Krankenhauses Motol

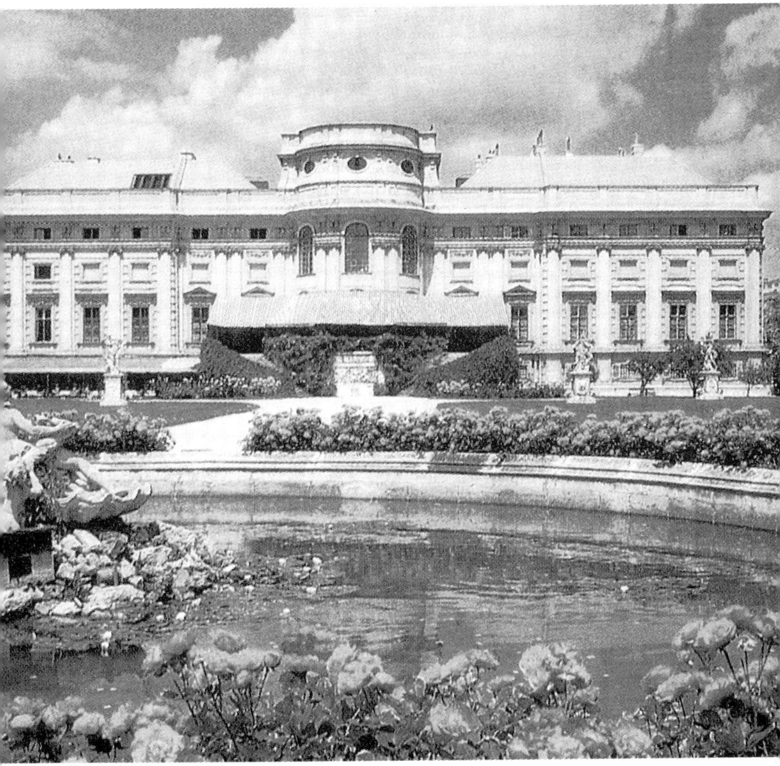

Das Palais Schwarzenberg in Wien

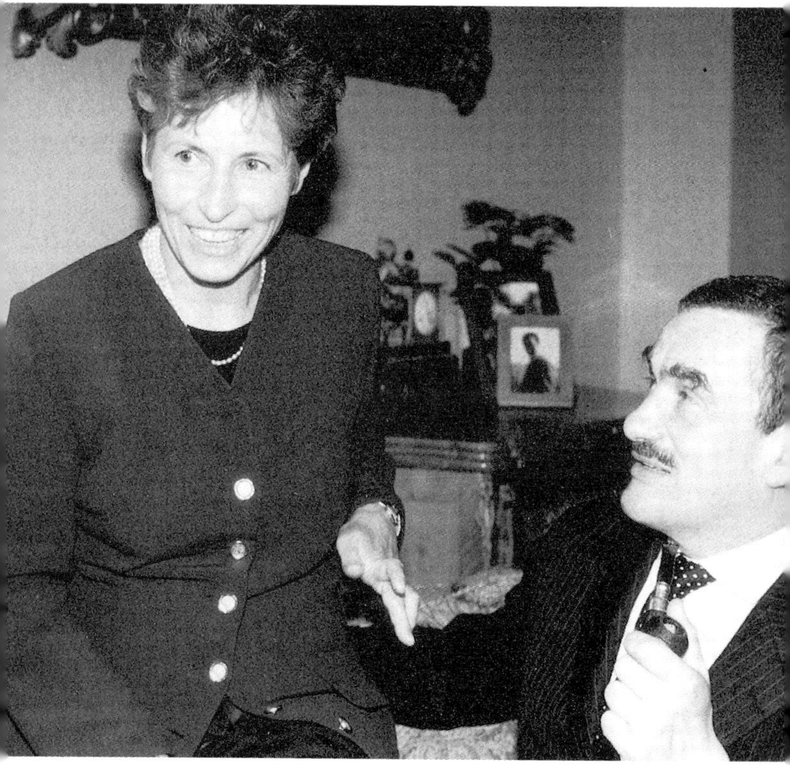

Kary bewundert seine Thesi, die sich kaum zwei Jahre nach dem Unfall anläßlich ihres Geburtstages im Wiener Palais in blendender Verfassung präsentiert.

erste Mal, daß mir jemand sagt, ich mache zuwenig. „Sehen Sie kleinen Kindern beim Spielen zu und probieren Sie deren Bewegungen zu kopieren. Machen Sie nie eine Bewegung, die behindert aussieht, sondern probieren Sie die richtige Bewegung zu machen. Üben Sie Teilbewegungen."

Ich war perplex. Im Maria-Theresien-Schlössel hat man mir wiederholt zu verstehen gegeben, nicht zuviel zu machen. Nun sagte mir einer, der es wissen mußte, ich übe zuwenig. Ich müsse jeden Tag an meine Grenzen gehen. Ich müsse jeden Tag mehrmals an meine Grenzen gehen. Ich wisse nicht, was "sich fordern" heißt. Er sei bereits nach einem Jahr frei gegangen, weil er seinen Beruf ausüben mußte, um seine Familie zu erhalten. Einmal sei er auf einer Straßenkreuzung gestürzt, weil die Ampel zu schnell von rot auf grün umschaltete; die heranrasenden Autos hätten ihn fast überfahren. Er sei in der U-Bahn oft etliche Stationen über sein eigentliches Ziel hinausgefahren, nur weil ein Krampf seiner Hände ihn gehindert hatte, den Haltegriff loszulassen.

Er schaute mich milde lächelnd an und meinte, meine Krämpfe würden noch viel ärger werden. Meine ganzen Beschwerden würden noch viel ärger werden, es sei denn, ich begänne wirklich zu üben. Dann hätte ich die Chance, einmal aus dem Tunnel herauszukommen.

Ich war zutiefst beeindruckt.

Was war ich doch für eine lächerliche, privilegierte Gestalt. Umhegt und umsorgt von so vielen Menschen, die mir halfen. Genügend Geld war vorhanden für Flugzeuge nach Houston und für Ärzte, die ein-

und ausgeflogen wurden. Ich konnte mir den privaten Krankenpflegedienst leisten und jede erdenkliche Therapie. Ein Arsenal von Maschinen und Geräten, angefangen vom auffahrbaren Rollstuhl, über dem Hebekran in die Badewanne bis hin zum elektrischen Fahrrad, hatte sich angesammelt, und ich, ich hatte bis jetzt nicht meine allerletzten Kräfte mobilisiert, um aus diesem Schlamassel herauszukommen. Ich war kleingläubig und ganz einfach verwöhnt. Ich war wie betäubt.

Am nächsten Tag erzählte ich Heidi, meiner Physiotherapeutin , von der Begegnung. Ich horchte in sie hinein und horchte aus ihr heraus, ob auch sie fände, es fehle mir der letzte Biß. Natürlich fand sie das. Es war nur etwas, das sie mir bisher nicht gesagt hatte. Man muß sich erbitterte Ziele setzen. Das Ziel lautet zum Beispiel: „Ich komme frei gehend vom Bett zur Türe." Der Ausdruck in den Augen muß dann stimmen. Ich hingegen habe immer leicht hysterisch bei der kleinsten Unsicherheit um Hilfe geschrien und sie auch sofort bekommen. Andere Patienten werden nicht gehört, wenn sie schreien. Wahrhaftig – mir fehlte der letzte Biß. Ich komme mir so klein vor.

In meinem Gehirn rastete ein neues Gedankenmodell ein. Ich wollte den mir aufgezeigten Weg nachvollziehen.

Am gleichen Tag ging ich mit Heidi das erste Mal Auto fahren. Wir wählten dazu den großen und leeren Parkplatz vor dem Stadion im Prater. Es ging alles recht gut. Lediglich starten konnte ich das Auto nicht, da ich den Zündschlüssel im Schloß nicht umdrehen konnte.

Ich bin auf diesem Parkplatz Achter gefahren und habe probiert, in eine hypothetische Parklücke einzuparken; ich habe es ausgehalten, daß man mich dafür lobte. Habe ich es akzeptiert?

23. 11. 1993

Gestern abend hat mich Dr. Köstler besucht. Er hat mich an ein paar Aussprüche von mir im Lorenz-Böhler-Spital erinnert, die ich wiedergeben möchte. Offensichtlich sprachen wir über meine Fortschritte, und ich beklagte mich sichtlich darüber, wie unmaßgeblich sich meine Lebensqualität verbesserte.

„Sie konnten sich damals im Bett nicht aufsetzen, weil es ihr Kreislauf nicht zuließ. Sie sagten damals zu mir: wenn ich nur einmal wieder sitzen könnte.

Wenn ich nur einmal im Rollstuhl sitzen könnte, das müßte doch möglich sein. Wenn ich einmal wieder den Telephonhörer halten könnte. Wenn ich einmal wieder mir die Haare kämmen und die Zähne putzen könnte."

Nun, all das kann ich jetzt. Ich muß lernen, meine Fortschritte mit Dankbarkeit zu messen. Ich habe möglicherweise ein festgefahrenes Bild von mir, dem ich mich unter allen Umständen wieder nähern möchte. Es kann durchaus sein, daß das nicht erstrebenswert für mich ist. Es fällt mir schwer, das zu schreiben, und noch schwerer fällt es mir, es zu akzeptieren.

Am Nachmittag hatte ich wieder eine Feldenkrais-Sitzung. Diese Sitzungen möbeln mich auf. Heute hat die Therapeutin meine Fußsohlen über einen Besenstiel abrollen lassen. Das war nicht nur wohltuend, sondern hat auch meinen Fuß stabilisiert. Die Wechselbeziehung zwischen Sensorik und Motorik wird einleuchtend.

Heute bin ich das erste Mal allein aufs Klo gegangen. Ich kann also die Hosen allein herunterziehen, mich mit Hilfe des Rollators hinsetzen, wieder aufstehen, Hosen heraufziehen und weggehen.
Welch ein Weg! Trotzdem muß ich gestehen, freut es mich. In Amerika träumte ich, einmal allein aufs Klo zu gehen. Als man mich einmal probeweise aufs Klo setzte, habe ich aufgeschrien, weil ich solche Schmerzen in den Hüftgelenken hatte.

24. 11. 1993
Heute habe ich mir das erste Mal das T-Shirt über den Kopf gezogen. Ich träume davon, mich einmal ganz allein anzuziehen.
Es gibt jetzt fast jeden Tag irgendein "erstes Mal", und das gibt mir viel Mut.

25. 11. 1993
Das Training mit dem Anziehen geht weiter. Hose rauf und runter geht bereits. Das T-Shirt habe ich heute nicht über den Kopf gebracht. Aber das kenne ich nun wirklich, daß neue Dinge anfangs mal gehen und mal wiederum nicht gehen.

2. 12. 1993
Ich habe jetzt laufend seelische Tiefs.

Meine Umwelt bescheinigt mir, daß ich immer schwieriger werde. Alle alten Fehler kommen verstärkt zutage: die Ungeduld und damit verbunden eine gewisse Aggressivität. Ich bin weder weise noch milde, noch duldsam, noch ertrage ich meinen Zu-

stand gelassen. Ich bin eigentlich nur grimmig entschlossen, irgendwie und schnell diesem Schlamassel zu entrinnen.
Aber wie?
Bald jährt sich mein Unfall, und ich muß Bilanz ziehen.
Es ist zugegebenermaßen richtig, daß sich mein Zustand im Verlauf dieser langen zwölf Monate kontinuierlich verbessert hat. Ich bewege mich mit dem Rollator allein in der Wohnung herum. Ich kann, mich mit einer Hand am Geländer festhaltend, Stiegen allein hinauf- und hinuntergehen. Ich kann gewisse Kleider allein an- und ausziehen; ich kann allein essen und telephonieren. Aber was kann ich alles nicht!? Die Liste ist lang.
Ich möchte im Schnee in der Wintersonne spazierengehen können (vom Schifahren rede ich ja gar nicht); ich möchte abends ausgehen können, ohne die Horrorvision, daß sich meine Blase oder mein Mastdarm bei unpassendster Gelegenheit entleert, ich möchte Weihnachtsgeschenke einkaufen, ich möchte hübsche Kleider für mich einkaufen und ich möchte allein aufs Land fahren können.
Ich weiß, meine Liste ist allzu lang.
Die Physiotherapeutinnen reden jetzt schon von einer Rehabilitation.
Da passiert es dann manchmal, daß ich zu weinen beginne.
Stark bin ich nicht; geduldig auch nicht.
Als Betroffene tröstet mich derzeit auch keinerlei Philosophie, die da behauptet, so ein Unfall wäre der Weg in ein neues Leben.

Ich habe den Zauber dieses neuen Lebens noch nicht entdeckt.
Es überwiegen zu sehr das körperliche Ungemach und die körperlichen Unzulänglichkeiten. Vielleicht wenn ich wüßte, daß alles so bliebe, würde ich mich darauf einstellen, würde ich den Zustand akzeptieren und versuchen, ein Leben um mich herum zu gestalten. So aber weiß ich, daß ich verlorengegangenes Terrain noch zurückerobern kann und offensichtlich auch muß, um meinen Weg in ein neues Leben zu finden; so beschäftige ich mich derzeit fast ausschließlich damit, neue und effizientere Strategien für meine Rehabilitation zu entwickeln.
Ich muß mehr üben. Das wird zum Leitsatz.
Ich möchte die Therapie im Maria-Theresien-Schlössel beenden und in ein privates physiotherapeutisches Institut übersiedeln. Heute treffe ich die Leiterin dieses Instituts und werde die Modalitäten mit ihr besprechen.

Im Moment sind die Nächte die größte Herausforderung. Es sind nicht nur die Krämpfe, die mir zu schaffen machen, sondern seit einigen Tagen haben sich neue Schmerzen eingestellt. Es sind neuralgisch-myalgische Schmerzen der Nackenmuskulatur, des Schultergürtels und der Oberarme.
Ich habe wieder geschrien, als ich aufwachte.
Rehabilitation heißt Wiedereingliederung in ein normales Leben.
Wenn ich nachmittags keine Therapie habe, unternehme ich Dinge, die zu einem normalen Leben gehören. Ich habe Weihnachtsgeschenke selber eingekauft. Der

Chauffeur bringt mich zum Geschäft, ich steige aus und gehe mit dem Rollator hinein. Dann muß ich mich allerdings hinsetzen. Ich bin zu Tode erschöpft. Aber es geht so einigermaßen.
Meinen psychischen Hang-over habe ich zumindest zeitweise ganz unter Kontrolle. Ich bin imstande, mein Leiden zu akzeptieren und tue mir selber nicht mehr so unendlich leid. Praktisch äußert sich das so, daß ich nicht mehr sofort in Tränen ausbreche, wenn ich auf meinen Zustand angesprochen werde.
Heute bin ich mit meiner Tochter im Garten frei spazieren gegangen. Ein kleines Weihnachtswunder. Es war ein wunderschönes Gefühl.
Abends habe ich dann in meinem Schlafzimmer weiter das freie Gehen geübt. Dabei bin ich einmal aufs Bett gefallen.

6. 12. 1993
Heute geht es mir seelisch etwas besser. Ich übe weiterhin das freie Gehen – und verliere das Gleichgewicht.

22. 12. 1993
Längere Zeit nichts eingetragen. Nach einer Grippe ziemlich geschwächt. Seelisch geht es mir besser. Mit Resi, meiner ältesten Pflegerin, habe ich gestern einige Male richtig gelacht.

Ich bin jetzt gesellschaftlich viel aktiver geworden und kann mit meiner Behinderung vor anderen Leuten besser umgehen.
Wir haben den Geburtstag von Kary und den zwei großen Kindern gefeiert mit Gästen zu Mittag und

einem Theaterbesuch am Abend. Eine wildfremde Frau kam im Foyer auf mich zu und meinte, wie sehr sie mich bewundere und wie tapfer ich sei. Ich nahm es gelassen auf.
Zeitweise bin ich unerträglich aggressiv. Es betrifft immer nur Personen, die mir in irgendeiner Form zu nahe treten. Ich vertrage kein Mitleid, und ich vertrage keine Neugierde. Am besten ist es, wenn man meine Behinderung ignoriert.

Gestern habe ich meinen Rollstuhl verschenkt. Einer alten Dame mit Krebs. Ich habe ihn die letzten Wochen sowieso nicht mehr benützt. Lieber krieche ich auf allen vieren. (Wenn ich es nur könnte!) Ich frage mich trotzdem, warum ich diesen Rollstuhl so einfach verschenkt habe, so als ob ich ihn wirklich nie und nimmermehr brauchen würde.
Meine Abscheu vor dem Rollstuhl war ja bekanntlich ein eigenes Thema.
Mein Gehen wird weiterhin minutiös besser. Vor einigen Tagen hat man festgestellt, daß ich die ersten "Schutzschritte" mache. Das sind winzig kleine Ausgleichsschritte, wenn man das Gleichgewicht zu verlieren droht. Ein ganz wichtiger Fortschritt.
Ich selber bemerke, daß ich den Rollator oft absichtlich einige Meter vor dem zu erreichenden Ziel abstelle, um einige Schritte frei gehen zu müssen. Das gelingt eigentlich immer anstandslos.
In meine Hände kehrt mehr Gefühl zurück. Noch immer kann ich mit geschlossenen Augen Gegenstände, die man mir in die Hand gibt, nicht erkennen, aber ich spüre jetzt die Konturen besser.

Begegnung mit Padre Mellingo

Heute kommt Padre Mellingo.

Was ist wichtiger? Daß er meine Seele oder meinen Körper heilt?

Padre Mellingo ist ein afrikanischer Bischof und laut Aussage meiner Schwester ein großer Heiler.

Meine Schwester hat das Wunder zustande gebracht, ihn nach Wien zu lotsen. Es hat sie große Mühen gekostet. Als er das erste Mal angesagt war, warteten wir lange auf ihn. Er kam nicht. Ich tröstete meine Schwester und meinte, daß es mir nichts ausmache. Aber natürlich träume ich davon, daß er mir hilft. Ich träume davon, daß dieser dornige Weg abgekürzt werden könnte. Immer noch schwingt dieser irreale Wunsch in mir mit, daß ich morgens aufwache und meine Glieder normal bewegen kann.

Hilfe ist etwas Subtiles. Wahrscheinlich sollte mir Padre Mellingo helfen, nicht mehr diese vermessenen Wünsche zu haben.
Man muß einfach sein Karma abdienen, sagen die Astrologen.
So warte ich auf ihn im Kreise anderer Schwerkranker.
Tatsächlich war es dann so, daß ich Padre Mellingo erst Monate später traf.
Als er nämlich das zweite Mal angesagt war, stand er zur angegebenen Zeit in der Eingangstüre.
Ein freundlicher afrikanischer Bischof. Es wird gemunkelt, er sei nach Rom strafversetzt worden und der Vatikan beobachte mit Argusaugen die vielen Menschen, die täglich Hilfe bei ihm suchen.
Auch das krebskranke Kind einer verwandten Familie hat er gerettet.
Nun sollte Padre Mellingo mir helfen. Ich war besorgt, enttäuscht zu werden.
Irgendwie hatte ich ein Gleichgewicht gefunden. Die gezielte und konsequent durchgeführte Physiotherapie hatte mir ein bescheidenes Bewegungsausmaß ermöglicht. Ich wußte, wenn ich mit dieser Arbeit fortfuhr, konnte ich meinen Zustand weiter verbessern. Innerlich hatte ich mich darauf eingestellt, diese täglichen Turnübungen noch mindestens ein, zwei Jahre zu machen. Zeitweise kostete es mich eine unvorstellbare Überwindung, und häufig weinte ich in den Therapiestunden oder schimpfte lautstark, aber trotz aller Ups and Downs – ich übte.
Es war gefährlich, und ich mußte Vorkehrungen treffen, mich nicht in eine Erwartungshaltung fallen zu lassen, ein Mensch – und sei es ein Heiliger – könne

diesen Weg abkürzen. Ich sprach mit Freunden darüber. Man riet mir, es auf mich zukommen zu lassen.
Padre Mellingo war ein fröhlicher Mensch, beseelt von seinem Bekenntnis zur katholischen Kirche. Wir haben miteinander um meine Gesundheit gebetet. Als das Gebet dem Ende zuging, nahm er meinen Kopf ganz fest in seine Hände und murmelte Formeln in einer Sprache, die ich nicht verstand. Sein Körper vibrierte, auch das rosarote Gaumenzäpfchen in seinem offenstehenden Mund. Zuletzt salbte er meine Stirne. Der Geruch von wildem Knoblauch verbreitete sich im Zimmer und blieb lange noch an Möbeln und Tapeten haften. Ich aber war entlassen. Lustig, dachte ich mir im Aufstehen, der afrikanische Bischof geht in der Wohnung ohne Schuhe herum.
Am nächsten Tag übte ich wieder.
Manchmal dachte ich an sein Lachen und seine Fröhlichkeit zurück.
Tags darauf behauptete jemand, es sei in vielen Ländern, vor allem bei der bäuerlichen Bevölkerung, auch heute noch üblich, wilden Knoblauch über die Eingangstüre zu hängen. Das hielte den Teufel und böse Geister fern.

Bald jährt sich mein Unfall, und mir ist, als wäre ich schon eine unendlich lange Zeit behindert. Jetzt ist es so, daß ich fast täglich etwas Neues ausprobiere. Mal greife ich nach einem Buch, mal nach einer Tasse im Küchenschrank, mal nach einem Kleidungsstück im Kasten. Natürlich stört es mich, wenn mir wieder einmal etwas mißlingt, aber immer häufiger kann ich darüber auch lachen.

Ich habe meine Behinderung als einen vorübergehenden Zustand angenommen. Es erfordert ein hohes Maß an Disziplin, Willenskraft und positivem Denken, um den Alltag zu meistern. Eigenschaften, die mir nur teilweise in die Wiege gelegt wurden – meine Umgebung hat immer behauptet, ich hätte einen starken Willen, wäre aber besonders ungeduldig, sprich undiszipliniert; wie dem auch sei, jetzt lerne ich, geduldig zu sein und meine Arbeit diszipliniert zu verrichten. Ich will meine Behinderung soweit nur irgendwie möglich abbauen. Ja, der Wille dazu ist stark, eigentlich übermächtig.
In der Physiotherapie übe ich den Vierfüßlergang. Auch dieser war eine Entwicklung. In Murau noch war ich unfähig, aufgrund meiner schwachen Arme, mich in dieser für kleine Kinder so selbstverständlichen Position allein zu halten. Die Physiotherapeutin mußte meinen Brustkorb unter ihre starken Arme nehmen, um mir diese Stellung zu ermöglichen. Dann konnte ich als nächstes meinen Oberkörper mit meinen Ellenbogen hochstemmen. Das war wiederum eine Errungenschaft für viele Wochen. Bis es mir endlich vor Weihnachten das erste Mal gelang, meinen Oberkörper mit durchgestreckten Armen in die Höhe zu stemmen und von dort auch gleich weiter in eine knieende Position zu gelangen. Das ist die Verdichtung eines Bewegungsmusters. Jeder einzelne Schritt ist immer ähnlich, aber immer anders, und immer spiegelt sich das ganze Muster in jedem Detail.
Ich hatte feuchte Augen.
In meiner Seele spielt sich der gleiche Prozeß ab.
Das ist weit schwieriger zu erklären. Der Zugang zur

eigenen Seele ist für viele, vielleicht sogar für die Mehrzahl der Menschen verlegt, zugesperrt, blockiert. Die Seele will sich aber genauso entfalten. Mein kaputter Körper gab meiner Seele die Möglichkeit, es zu tun. Aus der Beschreibung der Zeit nach meinem Unfall geht hervor, daß ich zunächst einmal sehr viel weinte. Ich weinte aus Verzweiflung über meinen kaputten Körper, ich weinte aus Wut, wenn ich ganz alltägliche Dinge nicht tun konnte oder sie mir mißlangen, und ich weinte aus Trauer über mein verlorengegangenes Paradies, das ich damals, so schien mir, als ich noch gesund war, so wenig zu schätzen wußte. Wieso habe ich mich damals über Dinge aufgeregt, die mir heute vollkommen unwesentlich erscheinen? Hätte ich das doch anders gemacht! So monologisierte ich oftmals und vergaß, daß diese Zeiten niemals wiederkehren würden. Weder ich in ihnen noch sie um mich.
Soviel Neues war über mich hereingebrochen, und ich hatte noch nicht annähernd begriffen, wie es zu bewältigen war. Brauchte ich mehr Toleranz, mehr Güte, mehr Demut, weniger Intellekt? Sicherlich alles zusammen. Aber das Wichtigste ist, daß man die Welt mehr mit den Augen der Seele sieht. Mit halbgeschlossenen irdischen Augen sozusagen.
Man freut sich dann ganz anders am irdischen Treiben. Man freut sich, ohne zu konsumieren, man redet ohne Hintergedanken, und man denkt schöne Dinge. Plötzlich wird dieser schmerzende, tonnenschwere Körper leicht. Ich muß gestehen, soweit bin ich noch nicht. Ich weiß nur, daß es eines Tages so sein wird.

Im prozeßhaften Geschehen sieht das in etwa folgendermaßen aus: Es fiel mir zunächst auf, daß ich nicht mehr täglich weinte. Es fiel mir weiters auf, daß ich nicht mehr sofort weinte, wenn ich auf meinen Unfall angesprochen wurde. Es fiel mir auf, daß ich anderen Menschen wieder zuhören konnte. Gleichzeitig fiel mir aber auch auf, daß die anderen Menschen wie durchsichtig für mich wurden, wenn sie mir Dinge erzählten, die ihnen wichtig waren. Ich konnte dann über Zusammenhänge lachen, die sie nicht nachvollziehen konnten, oder ich konnte plötzlich mit kompromißloser Schärfe Kritik üben, wo ich vordem sicher herumgeredet hätte.
Heute ist Weihnachten. Am Vormittag war ich wie immer im Maria-Theresien-Schlössel.
Eigentlich war es meine Abschiedsvorstellung, da ich ab Jänner zu Frau Platzer in die Elisabethstraße gehen werde. Im Maria-Theresien-Schlössel, so schien mir, war man fast erleichtert darüber, weil man mich austherapiert hat. Ich bin also kein ganz arger Akutfall mehr, sondern eine chronisch Rehabilitationsbedürftige.
Nachmittags schmückte Aki, mein Ältester, zwar noch unter meiner Anleitung, den Christbaum.
Ich mache in der Wohnung allein die ersten freien Schritte.
Die Badewanne, aus der ich nicht herauskomme, ist derzeit mein größtes Problem.
Meine Hände: Besonders die linke Hand durchrieselt ein feiner elektrischer Strom. Sie ist deswegen noch nicht viel besser geworden.
Meine Unterarme haben an Umfang zugenommen; natürlich sind sie noch nicht annähernd so stark wie

früher, aber einige Muskellinien von früher erkenne ich wieder. Meine Hände hingegen baumeln noch immer in einer deutlich erkennbaren pathologischen Position – gebeugte Handgelenke bei überstreckten Fingergrundgelenken – an meinen Unterarmen. Meine Hände machen mir Sorgen. Die Haut ist faltig, und die kleine Handmuskulatur weist eine beträchtliche Atrophie auf.

Der Jahrestag meines Unfalls, der 28. Dezember, wurde mit einer Jagd in Ödenkirchen, meinem ererbten Waldbesitz, begangen. Es war viel Schnee gefallen, und strahlend durchbrach die Sonne vormittags die Wolkendecke. Das Mittagessen im Wald konnte ich mitmachen, und abends blieb ich bis 1/2 12 Uhr auf. Ich habe den Tag genossen. Es waren viele gute Freunde um mich. Ich dachte nicht viel an den Unfall vor einem Jahr.

Heute ist Silvester. Draußen ist es grau. Meine Stimmung schwankt zwischen traurig und mühsam aufrechterhaltener Selbstdisziplin.

Ich bin allein und fühle mich allein.

Meine Familie ist in alle Himmelsrichtungen zerstreut.

Was für ein Jahr liegt hinter mir, und was für ein Jahr liegt noch vor mir?!

Eigentlich möchte ich das vergangene Jahr vergessen, so schlimm war es die meiste Zeit für mich. Ich weiß, man soll das nicht. Die fürchterlichen Erlebnisse, Zustände und Schmerzen sind die Quelle für neue Freuden, für die Erschließung einer inneren Erfahrung, für die es keine allgemeingültige Regel gibt. Eine äußere Erfahrung kann ein Tor dazu sein.

Wie weit bin ich?
Eine Verschnaufpause im kosmischen Bewußtsein von Synthese der äußeren mit der inneren Erfahrung.
Ich glaube, ich bin noch sehr weit entfernt von dieser Synthese.
Der erste Tag im neuen Jahr war nicht besonders gut. Das Mittagessen, zu dem Peter Weiser mich eingeladen hatte, habe ich nicht geschafft. Dabei hatte ich mich so darauf gefreut. Es sollte im Hotel Imperial stattfinden, und meine treue Freundin Emmie Montjoye hatte mich abgeholt. Gerade als wir hineingehen wollten, strömten jedoch viele Menschen, und etliche Bekannte darunter, die das Neujahrskonzert besucht hatten, ebenfalls dorthin. Vor Schreck darüber, so vielen Bekannten nun begegnen und "Guten Tag" sagen zu müssen, fiel ich im Hoteleingang der Länge nach auf den Boden.
Ich brach sofort in Tränen aus und hatte nur den einzigen Wunsch, möglichst schnell nach Hause gebracht zu werden.
Viel, viel Arbeit liegt in diesem neuen Jahr vor mir, ich weiß es.
Irgendwie muß ich mich in dieses neue Jahr hineinfallen lassen und darf nicht zuviel nachdenken.
Vielleicht kann mein Hinfaller im Eingang des Hotel Imperial die Analogie für mein Hineinfallen-Lassen in das Jahr 1994 sein.

Das Jahr 1994

Heute war ich das erste Mal in der Elisabethstraße. Die neue Umgebung, in der die Physiotherapie jetzt stattfindet, tut mir gut. Es ist kein Spital mehr, sondern eine Ordination. Frau Platzer ist eine sympathische Frau und außerordentlich kompetent. Ein einziges Mal konnte ich sie heute in Erstaunen versetzen: Sie befahl mir, zu Hause so oft wie möglich die Arme hinter der Sessellehne zu verschränken. Ich dachte einen Augenblick nach, in welchem Sessel das wohl am besten ginge. Frau Platzer aber dachte offensichtlich, ich hätte sie nicht verstanden und sagte daher erklärend: „Na, Sie sitzen doch zu Hause im Wagerl, verschränken Sie einfach die Arme hinter der Lehne!" Jetzt mußte ich wiederum nachdenken, was sie mit Wagerl

meinte. Dann durchfuhr es mich: Sie meint natürlich den Rollstuhl!
Da blickte ich sie fast beleidigt an und verkündete ihr: „Den Rollstuhl habe ich vor drei Wochen verschenkt!"
Ansonsten meinte sie, daß meine Handmuskeln ganz gut wären, und verbat mir ausdrücklich, jedwede pathologische Bewegung zu machen. Meine Hände haben sich natürlich das pathologische Löffelhand-Bewegungsmuster angewöhnt. Es dauerte viele Monate, bis mit meinen Händen das normale Greifen möglich war.
Heute war ein schlechter Tag. Ich hatte nachts irrsinnige Gliederschmerzen und stand morgens gerädert auf. In der Physiotherapie weinte ich seit langem wieder einmal. Frau Platzer massierte meinen Nacken, und dann war mir etwas leichter.
Nachmittags setzte ich mich vor mein elektrisches Rad und strampelte so lang und so schnell ich konnte. Das Prager Jesulein lächelte mir zu. Ich habe diese sehr schöne Barockstatue von einer lieben Dame geborgt bekommen und habe sie auf die Kommode in mein Schlafzimmer gestellt. Das elektrische Rad habe ich davorgestellt. Ich radle im Antlitz der Statue.
Das Gehen im Rollator wird deutlich besser. Ich gehe leichter, der rechte Fuß schlenkert nicht mehr, und ich habe mehr Gefühl in meinen Fußsohlen.
Daumen, Zeige- und Mittelfinger beider Hände sehen in Haltung und Bewegung schon fast normal aus. Das macht mich glücklich.

6. 1. 1994

Die Feiertage sind endlich zu Ende gegangen. Witti kommt

heute abend vom Schifahren zurück. Ich freue mich auf ihn. Ich vermisse ihn sehr, wenn er fort ist. Er ist im letzten halben Jahr erwachsen geworden. „Hallo, Mami!" sagt er mit tiefer Stimme am Telephon, und weiter: „Es ist alles in Ordnung!" Nicht mehr wie kleine Kinder sagen würden: „Mami, ich brauche etwas!"
Er ist groß und hat schönes, weiches, blondes Haar. Ruhige, grau-blaue Augen. Blitzende Zähne und kleine Grübchen, wenn er lacht.
Ich würde so gerne ein paar Dinge mit ihm teilen. Gelegentlich mit ihm ins Kino gehen. Einkaufen gehen. Schifahren. Das steht alles noch auf meiner Wunschliste.

Inzwischen geht die Physiotherapie weiter. Ich komme allein in den Vierfüßlerstand. Ich mache das auf dem Ehebett, weil ich mir dort nicht wehtun kann, sollte ich umkippen. Ich übe einen Katzenbuckel zu machen und trainiere dabei intensiv meine Beckenbodenmuskulatur. Vielleicht hört dann einmal diese grauenhafte Inkontinenz sowohl des Enddarms als auch der Blase auf.
Ich schiebe die Arme langsam nach vorne und berühre mit dem Kopf den Boden. Das ist eine wunderbare Dehnung des gesamten Rückens und der Arme. Danach sitze ich wieder am elektrischen Rad. Fünf Minuten radle ich, zehn Minuten mache ich Pause. Endlich komme ich wieder außer Atem. Zuletzt trainiere ich am Rad noch die Arme.
Dann jausne ich. Ich entwickle einen unglaublichen Hunger.
Mein Gehen ist etwas besser geworden. Ich kann das Standbein im Moment des Auftretens durchstrecken.

Aber außer mir merkt es niemand.
Tags darauf:
Es kam über Nacht. Ich verstand auf einmal, warum der aufrechte Gang die Meisterleistung des Menschen ist.
Tags zuvor konnte ich, wie beschrieben, das Standbein im Moment des Auftretens, also wenn das Bein zum Standbein wird, durchstrecken. Und dann jubilierte ich getreu mit Prof. Higgins im weltberühmten Musical "My Fair Lady"": „I think she's got it, I think she's got it!"
Denn plötzlich verstand ich wieder, daß, wenn ich das Bein aufsetze und durchstrecke, ich gleichzeitig das andere Bein nach vorne schwingen muß. Das gewohnte Bewegungsmuster war wieder da. Zwar schnalzte noch immer mein rechtes Knie, wenn ich nicht aufpaßte, in die Hyperextension durch, aber ich betrachtete das nur noch als Schönheitsfehler. Ich hatte das Gefühl, aufrecht und normal zu gehen.
Mein Gleichgewicht ist leider immer noch das große Problem. Ich kann nur mit dem Rollator gehen.
Wann werde ich dem Rollator endlich Ade sagen können? Ich brauche ihn jetzt schon den siebenten Monat. Zwar gehe ich jetzt erst, Mitte Jänner 1994, aufrecht. Frau Platzer hat gestern eine Videoaufnahme von mir gemacht, und da konnte ich es mit eigenen Augen sehen: Ich gehe aufrecht. Langsam, etwas unsicher, aber aufrecht. Die Haltegriffe am Rollator hat mir Frau Platzer heruntergeschraubt, sodaß ich mich besser abstützen kann.
Meine Hände sind derzeit fast am auffälligsten. Sie fühlen sich tonnenschwer an und tun immer weh. Ich

muß mich jetzt bemühen, jeden Handgriff korrekt zu machen. Noch immer kann ich kaum etwas mit den Händen erkennen. Ich kann ganz grobe Formen und Stoffqualitäten unterscheiden, sonst nichts. Dafür sind die Schmerzen in Armen und Händen, besonders nachts, unerträglich.
Es fällt mir immer schwerer, mit diesem Bericht fortzufahren. Meine Behinderung "spielt" sich ein, und genauso wie ich sehr ungern Dritten gegenüber etwas über meinen Gesundheitszustand erzähle, beginnt auch eine Aversion, darüber zu schreiben.
Trotzdem will ich einen Kurzbericht, Stand Ende Jänner 1994, wagen:
Arbeit auf dem Boden: Von der Rückenlage kann ich mich aufsetzen und in den Vierfüßlerstand kommen. Von dort kann ich aufrecht knien. Wenn jetzt links und rechts zwei Sessel hingestellt werden, kann ich das linke Knie aufstellen und mich allein auf den Sessel setzen.
Von der Rückenlage kann ich mich aufsetzen und die Beine grätschen. Dann kann ich die Beine seitlich anziehen, die Arme darüberlegen und so sitzen.
Ich gehe ohne Rollator, wenn ich meinen linken Arm einhängen kann. So bin ich gestern in die Kirche gegangen und habe die ganze Messe sitzend und teilweise stehend durchgehalten.
Das Gehen ist flüssiger und sicherer geworden.

Gestern war ich bei einem Feldenkrais-Obermoz aus England. Er behauptete, mein Rücken wäre am schwächsten. Hat mir ein paar Übungen empfohlen. Er meinte, es wäre eine Rehabilitation auch nur mit

Feldenkrais möglich. Ich halte das für eine Überheblichkeit.
Ich bin mir über Wert oder Unwert der Feldenkrais-Methode in meinem Fall nicht im klaren.
Ich gehe jetzt eingehängt mit dem linken Arm mit meiner Begleitperson. Das scheint der Übergang zum freien Gehen zu werden. Das rechte Bein holt weiter auf. Im Park bin ich neulich eine ganze Runde gegangen.
Ich kann allein aus der Badewanne steigen. Ich kann also den Ablauf des Badens wirklich allein machen: Ich fahre mit dem Rollator ins Badezimmer. Ich setze mich auf den Hocker, der neben der Badewanne steht, gebe die Beine in die Badewanne, stehe auf und setzte mich wieder hin. Das Heraussteigen ist wesentlich schwieriger: Ich bringe mich in eine tiefe Hockestellung und stemme mich mit beiden Armen hoch, sodaß ich am Rand der Badewanne zu sitzen komme. Der Rest ist einfach: die Beine raus aus der Badewanne, aufstehen und den rettenden Rollator ergreifen.
Natürlich war es auch in diesem Fall wiederum so, daß es mir einmal gelang und dann – zu meiner Verzweiflung – die zwei darauffolgenden Tage nicht. Ab dann aber gelang es mir immer. Ich muß endlich begreifen, daß meine Rehabilitation sich auf diese Art und Weise vollzieht.
Außer diesen Fortschritten, die meinen Alltag noch nicht wirklich verändern, kann ich nichts Neues von der Front berichten.
Über die Semesterferien bin ich aufs Land zu einer Freundin gefahren. Die Tage in der neuen Umgebung haben mir ausgesprochen gut getan.

18. 2. 1994
Gestern habe ich Geburtstag gefeiert.
Seit zwei Tagen gehe ich mit einem Vier-Punkte-Stock in der Wohnung herum. Ich muß mich höllisch konzentrieren, meines schlechten Gleichgewichtes wegen. Gestern kam ich im Badezimmer zu Sturz und zog mir eine ordentliche Rißquetschwunde am Kopf zu. Mein älterer Sohn, der den Aufprall hörte, hat mich gerettet.
Seit diesem Sturz bin ich übervorsichtig. Die Angst sitzt mir im Nacken.
Ich gehe wieder mit dem Rollator, vor allem wenn ich allein in der Wohnung bin.
Mein rechtes Bein ist kräftiger geworden; die Schmerzen sind zeitweise unerträglich. Aber das habe ich schon so oft aufgeschrieben oder herausgebrüllt oder um Hilfe geschluchzt. Die Schmerzen sind das Resultat der unausgewogenen Muskulatur. Die einseitige Benützung von Muskelgruppen führt zu Spannungszuständen bis hin zu Krämpfen, die sehr unangenehm sind. Dazu kommt ein brennendes Gefühl über gerade sehr beanspruchten Muskelpartien als Ausdruck der gestörten Sensibilität.
Am ärgsten schmerzen die Hände. Ich habe den sogenannten Handschuheffekt. Gleichsam als wären zwei brennende Handschuhe über meine Hände gestülpt. Es schießen immer wieder Krämpfe ein und elektrische Schläge. Und trotzdem sind die Hände noch so gefühllos. Und trotzdem schauen sie noch immer aus wie zwei verwelkte Blätter. Oft frage ich mich, wie lange noch? Oder gar für immer? Es ist keine besondere Ungeduld, die mich plagt, sondern viel mehr beschäftigt mich die Frage, wie ich dieses so veränderte Leben sinnvoll gestalten kann.
Einstweilen bin ich noch voll mit dem Training der mir ver-

bliebenen beziehungsweise zurückkommenden Muskulatur beschäftigt, aber einmal wird das ja zu Ende sein. Dann gilt es, mit den sogenannten Restfunktionen zu Rande zu kommen.

27. 2. 1994

Ein milder Vorfrühlingstag. Vormittags besuchte ich ein philharmonisches Konzert, dann ging ich eine große Runde im Park spazieren. Ich mußte mich das erste Mal nicht hinsetzen.

Nachmittags fuhr ich über den Kahlenberg und Leopoldsberg nach Klosterneuburg. Dort jausnete ich mit Freunden. Es war ein schöner Tag. (So einfach!)

Die meisten Tage aber ziehen sich mühselig dahin. Ich habe leider noch keine Beschäftigung gefunden, die mir mein verlorengegangenes Paradies in irgendeiner Form ersetzen könnte. Ich kann meinen Beruf nicht ausüben, ich kann nicht reiten, ich kann nicht Auto fahren, ich kann nicht allein in die Stadt gehen, ich kann nicht, ich kann nicht, ich kann nicht. Ich kann nicht einmal lange lesen, weil längeres Sitzen schmerzhaft für mich ist. Ich muß dann aufstehen und herumspazieren oder Übungen machen, weil ich sonst zu spastisch werde.

7. 3. 1994

Es haben sich keine Besonderheiten ereignet. Meine Fortschritte verlaufen, wie gehabt, am Schnürchen; minutiös und unauffällig. Stehe ich an der Sprossenwand, kann ich die Füße abwechselnd lässig auf die zweite Sprosse legen. Vom Türkensitz kann ich über die rechte Seite lässig in den Vierfüßlerstand überwechseln, von dort aus kann ich aufrecht knien, und wenn zwei Sessel zur Stützung meiner

Hände vorhanden sind, kann ich mich auf einem Sessel hochstemmen.
Ich kann auf den Zehenspitzen wippen. Ich kann auch auf den Fersen stehen. Aber ich kann, wenn ich am Rücken liege, das rechte Bein nicht allein in der Luft halten.
Ich kann nicht frei gehen.
Ich gehe unsicher, eine Begleitperson neben mir, mit dem Vier-Punkte-Stock. Aber ich gehe aufrechter und schwanke weniger mit dem Oberkörper.
Dafür habe ich einen unglaublichen Muskelkater im unteren Abschnitt meines Rückens und im Bauchbereich. Gekoppelt ist das mit dem bekannten brennenden Hitzegefühl.

Jede Physiotherapiestunde ist eine Iteration. Jede Übung ist eine Iteration, jede Einzelbewegung ist eine. Einmal wird das Bewegungsmuster zur Funktion verdichtet sein. Einmal werde ich luxurierende Bewegungen machen können. Ich werde nach einer Melodie tanzen können. Oder ich werde auf einem liegenden Baumstamm balancieren können.
Mühsam erhebe ich mich und gehe in meinem Rollator zur täglichen Bürstenmassage ins Schlafzimmer.
Wie war das doch mit den Träumen? Es gibt einen Grenzzustand, wo es unerheblich ist, ob der Traum Wirklichkeit oder die Wirklichkeit zum Traum wird beziehungsweise überschneiden sich beide Zustände in diesem Grenzbereich.
Irgendwie muß ich lächeln. Das Wissen stört mich nicht.
Es geht darum, durch diese Zeit hindurchzutauchen wie durch einen tiefen Brunnen.
Durch tiefe Brunnen tauchen.

Dr. Di war für ein paar Tage hier. Er weiß auch nicht mehr zu sagen, als daß ich weiterhin üben und nochmals üben soll.
Dann gehöre ich vielleicht zu den ganz wenigen Querschnittpatienten, die ihr Schicksal meistern.
Und ich befinde mich auf der halben Strecke.
Sollte es zu einer Stagnation meiner Fortschritte kommen, würde er mir die Implantation einer Elektrode in den Epiduralraum empfehlen.
Das Verfahren wird als epidurale Stimulationstherapie bezeichnet. Die Elektrode wird in den Epiduralraum des Rückenmarkskanals unterhalb der Verletzungsstelle eingebracht. Sie kann dort die afferenten Reize – das sind die Impulse, die von der Peripherie zum Gehirn gehen – verstärken und damit einen verstärkten Output vom Gehirn in die Peripherie erzielen. Dadurch kann die vorhandene Motorik verbessert beziehungsweise verstärkt werden; gleichzeitig verringere sich auch die Spastizität.
Man nennt das neuerdings die augmentative Neurorehabilitation.
Natürlich bin ich mißtrauisch, denn wie immer in der Medizin gibt es auch über diese Methode keine einhellige Meinung, insbesondere was den Zeitpunkt der Anwendung anlangt. Sofort meinte nämlich meine behandelnde Ärztin im Maria-Theresien-Schlössel, die Anwendung der epiduralen Stimulation sei noch viel zu früh für mich.
Ich lache über die Ärzte und ihr Unwissen.
Trotzdem lasse ich mir diese Möglichkeit offen.
Noch immer schreckt mich der Gedanke, nach Houston zurückzumüssen.

Meine Stimmung ist neuerdings auf dem Nullpunkt. Immer erwarte ich mir etwas von diesem Doktor, jenem Propheten oder diesem Heiler. Aber es passiert nichts. Es passiert gar nichts, außer daß mein Heilungsprozeß im Schneckentempo stattfindet.
Immer wieder denke ich mir: „Jetzt ist mein Gehen besser!" In Wirklichkeit ist nur ein winziges Detail besser, das, sobald ich es als "besser" registriert habe, auch schon wieder vergessen ist.
Es ist wie mit einer Idee: sobald sie artikuliert ist, wird sie zum Zeitgeist und bald vergessen.
Heute übte ich, den Brustkorb nach oben und vorne zu strecken, bei jedem Schritt. Es gelang mir ganz gut. Jetzt stört mich am meisten, daß mein Knie bei fast jedem Schritt nach hinten in die Hyperextension durchschnalzt, wenn ich nicht höllisch aufpasse.

8. 3. 1994
Die Tage werden länger, und im Park riecht es nach Vorfrühling. Schneeglöckchen, Krokus und Forsythien sind aufgeblüht. Ich habe den Winter überstanden, noch kann ich es kaum glauben.

10. 3. 1994
Heute war eine gute Physiotherapiestunde. Ich fühlte mich recht frisch, und meine Stimmung war nicht im Keller. Immer wieder unterbreche ich die Übungen, um über den voraussichtlichen Verlauf meiner Rehabilitation zu debattieren. Es ist, als würde sich die ganze Welt nur und ausschließlich um diesen Punkt drehen. Ich schließe immer wieder die Augen und stelle mir vor, wie es sein wird, wenn ich einmal keine Schmerzen, keine Spasmen und keine

Schwäche haben werde. Ich stelle es mir unendlich oft vor. Öffne ich nach einer Weile die Augen, werde ich unerbittlich mit der Wirklichkeit konfrontiert. Ich kann sie aber meistens etwas zuversichtlicher betrachten.

18. 3. 1994
Ein Tag wie jeder andere und doch ein besonderer, denn heute sind meine Glutäalmuskel ... richtig angesprungen. Verbunden damit war ein neues Gehgefühl. Ich kann meine Knie durchstrecken, ohne daß sie in die Hyperextension rutschen. Ich koste das aus wie ein neues Lebensgefühl. Interessant ist natürlich, daß es niemand merkt; niemand sagt mir: „Du gehst besser!"
Nach einer Weile ist dieses Gefühl auch so in den Bewegungsablauf integriert, daß ich seine Neuheit nicht mehr registriere.
Es ist der ganz normale Weg zur Normalität.

19. 3. 1994
Trotzdem wollte ich heute morgen, als Heidi kam, ausprobieren, ob auch das freie Gehen besser funktioniert. Tatsächlich gelangen mir etliche Schritte deutlich besser.
Das freie Gehen war um eine Nuance besser geworden.
Während dieser Turnstunde gelang mir ferner, allein – und nur das zählt – aus der Hocke aufzustehen.
Meine Handflächen werden neuerdings feucht. Es ist noch kein Schwitzen, aber sie sind nicht mehr staubtrocken. Das erfüllt mich mit Freude.

20. 3. 1994
Gestern machte ich in einer Sturmpause – zur Zeit gibt es heftige Frühjahrsstürme, die mich umblasen – eine große

Runde im Park. Es war nachmittags, und Lila war bei mir. Gegen Ende des Spazierganges war ich unendlich erschöpft. In der Wohnung angekommen, setzte ich mich nieder, und es dauerte über eine Stunde, bis ich meine Beine überhaupt wieder bewegen konnte.
Danach aber fing ich plötzlich an, schneller zu gehen. Der Rhythmus hatte sich verändert.
Mein Gehen ist einen Hauch besser geworden.

21. 3. 1994
Heute ist Sonntag. Um 1/2 12 Uhr bin ich mit Kary in die Kapuzinerkirche gegangen, eingehängt, ohne Rollator. Danach haben wir mit Lila und Witti im Hotel-Restaurant Schwarzenberg zu Mittag gegessen. Es war so schön, dort endlich wieder im Wintergarten zu sitzen und den in Sandstein gegossenen "Raub der Sabinerinnen", die so anmutig verteilt auf der großen Wiese des Parks stehen, zu betrachten. Es war mir, als hätte es niemals diese Pause von 15 Monaten, die ich nicht hier sein konnte, gegeben. Am späteren Nachmittag sahen wir uns noch eine herrliche Ausstellung von Picasso an. Ich durchschritt sämtliche Ausstellungsräume mit meinem Rollator. Der Nachmittag klang mit einer guten Tasse Tee in der Wiener Küche aus.
Ich bin auf dem Wege, ganz gesund zu werden.

26. 3. 1994
Morgen fahre ich mit Witti und Charlie zu meiner Freundin Nori nach Aschau. Ich möchte die Osterwoche bei ihr verbringen. Natürlich zittere ich, daß während der vier- bis fünfstündigen Fahrt etwas passiert, aber ich habe mir eine Strategie zurechtgelegt. Ich werde zum Frühstück nichts trinken und unterwegs einen Apfel essen.

Meine Blase hat sich leicht verändert. Der imperative Harndrang tritt nicht mehr so scharf auf, sondern milder. Ich weiß länger im voraus, daß "ich muß".

4. 4. 1994
Die Woche in Aschau ist zu Ende gegangen. Es hatte über Ostern geschneit, und die Berge strahlten im Sonnenlicht, als ich am Ostermontag zurück nach Wien fuhr.
Ich habe solche Sehnsucht, wieder auf die Berge zu gehen. Aber noch brauche ich den Rollator, noch kann ich das Haus nicht verlassen, außer zu kurzen Spaziergängen.
Ich bin täglich ins Schwimmbad gegangen.
Ich hasse mein Leben.
Ich kann diesem Zustand nichts, aber auch schon gar nichts abgewinnen.

5. 4. 1994
Es ist Frühling geworden. Mein rechtes Bein ist kräftiger. Ich beginne die Spaziergänge im Garten zu genießen. Ich erfreue mich an den Blumen, den blühenden Sträuchern und dem satten Grün der Wiesen. Es ist, als sähe ich diesen Park, den ich immerhin schon 27 Jahre kenne, das erste Mal. Aber so geht es mir mit vielen Dingen. Es haben sich andere Augen geöffnet.
Es gibt Momente, da bin ich zufrieden. Es können die Schmerzen noch so arg sein, die Turnübungen noch so langweilig, der ganze Tagesrhythmus noch so öde, aber da sich täglich – und wenn es auch nur eine Winzigkeit ist – etwas bessert, habe ich die Hoffnung in mir und das Ziel vor mir, einmal wieder eine für mich akzeptable Gesundheit zu erlangen. Schon gibt es Leute, die sich fragen, warum gerade mir das zu gelingen scheint und nicht den vielen anderen

Querschnittgelähmten, die an den Rollstuhl oder, schlimmer noch, ans Bett gefesselt sind.
In diesem Sinne sprach ein sehr guter Feund mit mir, den ich neulich zum Mittagessen eingeladen hatte.
Seine Argumente beschäftigten mich.
Warum gerade ich und so viele andere nicht? Was ist das Geheimnis meiner Rehabilitation?
Ist es das viele Geld und die damit verbundenen Möglichkeiten, die ich hatte?
Ist es meine Willenskraft, meine Disziplin oder mein – trotz aller Verzweiflungsanfälle – unerschütterlicher Glaube an meine Genesung?
Hat es etwas mit Intelligenz zu tun, weil ich imstande war, den Prozeß einer Rehabilitation zu durchschauen? Weil ich die Naturgesetze verstanden habe, die eine Rehabilitation ermöglichen?
Oder verdanke ich meine Rehabilitation den vielen Menschen, die mir geholfen haben?
Verdanke ich es den vielen Menschen, die teilgenommen haben an meinem Schicksal, die für mich gebetet haben und die mich motiviert haben, durchzuhalten?
Meine Physiotherapeutin meinte zu diesem Thema, nachdem ich ihr atemlos über das Gespräch mit meinem Freund berichtet hatte: „Auch den Neid muß man sich hart erarbeiten!“ Doch sie ist eine gestandene Frau mit der goldenen Wiener Seele.
So einfach möchte ich die Sache aber nicht abtun. Ich glaube, die maximal frühzeitige Mobilisierung in Houston mit der neuromuskulären Stimulationstherapie war unentbehrlich, jedoch eine solche kann theoretisch in jedem Rehabilitationszentrum ebenso durchgeführt werden. Das ist eine Frage der Einstellung und der Organisation. Ich darf an

dieser Stelle erwähnen, daß ohne großen Aufwand im kleinen Neurorehabilitationszentrum Maria-Theresien-Schlössel in Wien im Laufe des vergangenen Jahres ein Ludwig-Boltzmann-Institut für Elektrostimulation entstanden ist, in welchem nach dem gleichen Konzept wie in Houston therapiert wird. Viele Querschnittpatienten nehmen diese Therapie bereits in Anspruch. Gleichzeitig ist die Physiotherapie im Maria-Theresien-Schlössel unter der Leitung von Frau Bem einfach hervorragend. Wenn in den ersten Stunden nach dem Unfall das verletzte Rückenmark dekomprimiert und die Wirbelsäule stabilisiert werden kann, besteht Aussicht auf Rehabilitation. Man darf nur ja nicht dann einfach im Bett liegen bleiben. Nur durch härteste Arbeit kommen Muskeln zurück. Und, man erinnere sich: Wider besseres Wissen, vordergründig gesehen, muß man stehen und gehen sowie alle anderen Übungen machen.

Man darf den Glauben nicht verlieren, und man ist angewiesen auf Menschen, die einem helfen.

Jeder Tag ist ein Kampf. Jeder Tag ist eine Herausforderung.

6. 4. 1994

Jeden Tag kämpfe ich mit mir und meiner Umwelt und nichts ist selbstverständlich. Ich will mir keine Umfaller leisten, und alles, was mich zurückfallen lassen könnte, erfüllt mich mit Schrecken. Sei es eine Grippe, eine Verletzung oder ein psychischer Durchhänger.

Die Bilanz von Ende März 1994 lautet: "Es geht weiterhin langsam bergauf!"

28. 4. 1994

Seit gestern gehe ich möglichst viel mit einem Stock in der Wohnung herum. Das ist ganz plötzlich gekommen. Ich glaube, der Stock wird allmählich den Rollator ablösen. Das gibt mir neuen Mut. Schon spekuliere ich: vielleicht kann ich im Sommer schon Auto fahren und meine Spaziergänge mit nur einem Stock absolvieren.

29. 4. 1994

Ich habe den Drang, allein zu gehen. Das ist ein gewaltiger Fortschritt, denn bis jetzt hatte ich Angst davor.

30. 4. 1994

Nachdem ich wieder hingefallen bin, ist mir der Drang – hoffentlich nur vorübergehend – vergangen. Ich falle immer nach links hinten. Heute klagte ich mein Leid Frau Platzer: „Immer falle ich nach links hinten!" sagte ich, „es ist wie beim Schifahren, wenn die äußere Hüfte beim Schwung mitrotiert und man dann auch unweigerlich hinfällt."
Einen kurzen Moment hielt ich inne und überlegte mir, wie man beim Schifahren der äußeren mitrotierenden Hüfte entgegenwirkt. Natürlich wußte ich es sofort: Die innere Hüfte muß nach vorn gebracht werden. Ich hatte die geniale Idee, dies auch beim Gehen anzuwenden, und siehe da: Plötzlich gehe ich schneller, sicherer und drücke mich bei jedem Schritt vom Fußballen ab. Ich mache nichts anderes, als gleichzeitig mit dem linken Fuß auch die rechte Hüfte vorzuschieben und umgekehrt. Die Bewegung ist mir vom Schifahren noch geläufig, und sie macht jetzt meinen Gang endlich sicher. Mein Schifahren war also doch zu etwas nütze.
Es war überhaupt ein bemerkenswerter Tag, denn als ich heute durch die Stadt fuhr, überquerte eine junge Frau die Straße mit einem großen Dreirad. Am nächsten Tag besorgte mir Wassil ein solches Dreirad und – ich kann damit fah-

ren. Das verschafft mir zusätzliche Bewegung, ich bin glücklich.

1. 5. 1994

Heute bin ich das erste Mal ohne Rollator, nur mit dem Stock, ins Maria-Theresien-Schlössel zu Frau Bem zur Kontrolle gegangen. Man hat nicht schlecht gestaunt.
Mein Gehen ist entschieden besser geworden: Ich schiebe die gegensinnige Hüfte vor und kann den Fuß abrollen. Auch mein Schultergürtel ist kräftiger geworden sowie meine Bauchmuskulatur: Ich kann mich jetzt in der Badewanne aufsetzen.

2. 5. 1994

Der Monat April war ein wichtiger Monat: Alles ist kräftiger geworden. Frau Platzer hat mich jetzt beim Gehen mit dem Stock und beim freien Gehen gefilmt. Wir haben es mit einem Film von Ende Jänner verglichen. Ein deutlicher Fortschritt. Das rechte Bein ist entschieden stärker geworden, der Gang flüssiger und sicherer.
Noch sind die Arme nicht richtig in den Bewegungsablauf integriert.
Die Arme sind muskulöser geworden, aber sie schmerzen entsetzlich. Besonders nachts. Wenn die Arme massiert werden, habe ich auch noch dieses komische Gefühl "der unbenützten Muskeln". Dieses Gefühl ist schwer zu beschreiben. Früher hatte ich es am ganzen Körper. Es ist mit einem Juckreiz der darüberliegenden Haut verbunden. Der Muskel selbst ist zuerst wie zerknittert, dann habe ich das Bedürfnis, die betroffene Muskelpartie ständig zu bewegen, besonders zu dehnen. Diese Phase ist mit einem ausgesprochen wohligen Gefühl verbunden. Ich habe es als „Entei-

sung" einer Muskelpartie bezeichnet. Man ist in dieser Phase euphorisch und glaubt, jetzt wird alles schlagartig besser. Am nächsten Morgen wacht man auf, und die betroffene Muskelpartie ist leider spastisch und schmerzt. Jetzt beginnt der lange Weg, daß dieser Muskel täglich trainiert werden muß, damit der spastische Muskel langsam seinen Weg zur normalen Funktion von Spannung und Entspannung findet. Das dauert Wochen bis Monate.

Täglich radle ich auf dem Dreirad im Park. Jeden Tag geht es etwas besser und wird die Strecke etwas länger.

5. 5. 1994
Soeben ist eine der zahllosen Turnstunden mit Heidi zu Ende gegangen. Wir üben die Kräftigung der Adduktoren. Am Ende der Stunde bin ich geschafft. Was ist besser geworden? Die Turnstunden beginnen mich zu nerven.

6. 5. 1994
Das Dreirad hat mein Leben verändert. Ich radle bis zu einer halben Stunde in einem durch. Ich spüre die frische Luft in meinem Gesicht und komme endlich ausreichend schnell voran.
Begonnen habe ich mit einer Radstrecke von zehn Metern, dann mußte man mich total geschafft vom Rad heben. Das nächste Mal waren es schon zwanzig Meter und beim dritten Mal waren es bereits hundert Meter.
Zu Beginn hatte ich große Schwierigkeiten mit dem Lenken. Es verzog mein Lenkrad immer nach links, und meine Reaktion war zu träge, dem entgegenzusteuern. Ich fuhr ein paarmal in unangenehme "Garagen", einmal in einen Fliederbusch und ein andermal in einen zum Glück nur flachen

Graben. Ich fiel auch nicht vom Rad herunter. Da hatte ich aber sicherlich eine ordentliche Portion Glück, und ich nahm mir vor, das nächstemal vorsichtiger zu sein.
Es durfte mir das Lenkrad einfach nicht mehr nach links verziehen, und so steuerte ich von vornherein nach rechts. Dadurch wurde mein Radfahren so sicher, daß mich sehr bald niemand mehr begleiten mußte. Das Radfahren hat meine Reaktionsfähigkeit verbessert, meine Rumpfmuskulatur gekräftigt sowie mein rechtes Bein. Ich glaube wirklich sagen zu können, das Dreirad hat meine Rehabilitation verkürzt.

9. 5. 1994
Ich habe meinen ersten, offiziellen Auftritt absolviert und zusammen mit Isabelle Ratibor die Kinder-Dialysestation im Krankenhaus Motol, Prag, eröffnet. Diese wurde von der "Medical Helpline Foundation" gestiftet, einem caritativen Verein, der von Isabelle und mir nach der sanften Revolution ins Leben gerufen worden ist.
Mühe bereitete mir das Durchschneiden des Bandes, ansonsten ging ich eingehängt und auf meinen Stock gestützt recht sicher herum. Prag zeigte sich an diesem Frühjahrstag in seiner ganzen Schönheit, und ich genoß das Gefühl, wieder dabei zu sein.

19. 5. 1994
Heute habe ich mit der Hippotherapie begonnen. Es war schon ein eigenartiges Gefühl, in meinem derzeitigen Zustand wieder auf einem Pferd zu sitzen. Nach all den herrlichen Pferden, die ich in meinem Leben geritten bin, sitze ich nun halblahm auf einem braven, alten Dressurpferd. Tränen stiegen mir in die Augen ob des verlorengegangenen Paradieses. Ich tat mir leid.

Ich absolvierte aber diszipliniert meine Schrittrunden und machte ein paar Halteparaden. Noch dazu ist dieses hippologische Therapiezentrum in Kottingbrunn, wo ich seinerzeit viele Turniere geritten bin.
Vormittags hatte ich Turnstunde im Maria-Theresien-Schlössel. Frau Bem meinte, meine Rumpfmuskulatur habe sich deutlich gebessert. Zu Mittag radelte ich.

27. 5. 1994
Bereits in der zweiten Hippotherapiestunde konnte ich traben. Reiten verlernt man nicht.
In der dritten Stunde bekam ich ein Pferd mit einem größeren Aktionsradius. Ich trabte bereits einmal durch die Halle.
Ich gehe auch etwas besser, weil mein Becken stabiler geworden ist.
Mein linker Arm tut mörderisch weh. Das sind die ganz normalen Schmerzen, wenn sich die Muskulatur zurückbildet. Ich nehme diese Schmerzen auf mich, mit dem Ziel vor Augen, einmal wieder brauchbare Arme zu haben.

28. 5. 1994
Heute vor 17 Monaten ist mir "der Unfall" passiert.
Am Vomittag ging ich das vierte Mal zur Hippotherapie. Ich bin bereits zweimal durch die Halle getrabt. Es macht mir Spaß, und ich fühle mich wohl auf dem Pferd.
Nachmittags hat mich Klaus B. besucht. Wir diskutierten darüber, wie sehr sich doch das Leben verändert, wenn man den Zugang zu einer geistigen Dimension findet. Klaus hat vor zirka einem halben Jahr einen dreifachen Bypass implantiert bekommen. Eine Krankheit oder ein Unfall kann ein mächtiger Auslöser für eine neue Entwicklung sein.

Man muß es nur wollen, und man muß offen sein für diese neue Erfahrung. Das klingt natürlich viel einfacher, als es in Wirklichkeit ist. Vordergründig wird oft viel zu groß der Verzicht auf gewohnte weltliche Güter erlebt.

6. 6. 1994
Die Rückkehr der Motorik und der Sensorik – mit anderen Worten: Die Regeneration der lädierten Stelle im Rückenmark - ist ein äußerst schmerzhafter Prozeß. Aber ich bin überzeugt, daß nur, wenn man bereit ist, dieses Leiden auf sich zu nehmen, man einmal mit einer brauchbaren Funktion belohnt wird. Wenn dieser Prozeß durch die permanente Einnahme von muskelrelaxierenden Medikamenten gestört wird, dauert es entweder viel länger, oder der Zeitpunkt, wo die echte Regeneration stattfinden könnte, wird überhaupt verpaßt, weil durch die relaxierende Wirkung der Medikamente oder durch die kreislaufmäßigen Nebenwirkungen eine effiziente Aktivierung der Muskulatur nicht stattfinden konnte. Das zeigt, welch langwieriger Prozeß die Aktivierung der Muskulatur darstellt. Wie entnervend langsam Muskel für Muskel seine normale Arbeit wieder übernimmt, daß man dieses Ziel aber nur dann erreicht, wenn man stur den Muskel wochen- und monatelang passiv und aktiv mobilisiert und die Spasmen und Schmerzen, die damit verbunden sind, in Kauf nimmt. Der menschliche Körper besteht aus etwa 100 Billionen Zellen und 210 Knochen. Die Eleganz der Bewegungen wird durch das Zusammenspiel von mehr als 600 Muskeln erreicht, die durch das zentrale Nervensystem gesteuert werden. Wenn durch eine Rückenmarksläsion das harmonische Zusammenspiel gestört ist, ist es für mich logisch, daß Schmerzen und Spasmen entstehen.

12. 6. 1994

Heute, eineinhalb Jahre nach meinem Unfall, bin ich das erste Mal imstande gewesen, meinen Bauch einzuziehen. Ich lag in der Badewanne im Wasser, und da passierte es. Hoffentlich geht jetzt "die Bauchregion auf".

Meine Hände haben sich verändert: Daumen, Zeigefinger und Mittelfinger kann ich beidseits schon recht gut einsetzen. Rein optisch schauen sie auch schon wie normale Finger aus. Ringfinger und kleiner Finger sind leider noch schwach und verharren in einer penetranten Beugestellung. Laut Frau Platzer habe ich schwache 70 Prozent meiner Muskelkraft zurückerhalten. Dem Herrgott sei Dank, aber bitte laß den Prozeß weiter fließen.

24. 6. 1994

Meine Fußsohlen haben zu jucken begonnen, dadurch spüre ich sie besser. Das wirkt sich positiv auf das Gehen aus. Ich gehe jetzt einigermaßen sicher mit meinem Stock. Den Rollator nehme ich nur noch abends und in der Nacht. Alle Prozesse, die mich zurück ins Leben führen sollen, sind fraktioniert.

Mit den Händen übe ich isolierte Bewegungen. Das ist der Weg, die Hand einmal normal benützen zu können.

Einmal wird das Wunder passiert sein, und das Puzzle ist zusammengesetzt.

28. 6. 1994

Eine Hitzewelle ist über Wien hereingebrochen, und plötzlich begann ich wieder zu schwitzen. Der Geruch war zunächst einmal extrem unangenehm, so als käme alles Gift auf einmal aus meinem Körper heraus. Ich fühle mich aber jetzt trotz Hitze besser. Es hat 36°.

7. 7. 1994

Langsam muß ich mir überlegen, ab wann ich mich als rehabilitiert bezeichnen werde. Der Gedanke ist plötzlich gekommen, begleitet von der unüberwindlichen Aversion, weiterhin über meinen Gesundheitszustand zu berichten. Eigentlich kann ich die meisten Dinge des täglichen Lebens bewerkstelligen. Es ist alles nur viel mühsamer geworden.

Heute bin ich mit einem Automatic-Leihwagen von Ödenkirchen, meinem Landhaus in der Nähe Wiens, nach Ulrichskirchen, dem Wohnsitz meiner Schwester, gefahren. Dortselbst bin ich ausgestiegen und mit meinem Stock ins Schwimmbad gegangen. Ins Schwimmbad komme ich allein hinein und heraus. Schwimmen kann ich leider nicht. Ich gehe im Wasser herum und mache Übungen.

Alles geht, es ist alles nur viel mühsamer geworden.

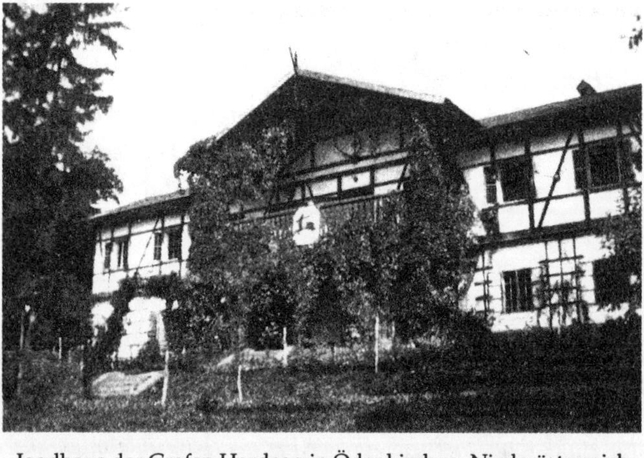

Jagdhaus der Grafen Hardegg in Ödenkirchen, Niederösterreich, in dem Thesi ihre Kindheit verbrachte

Die Rehabilitation ist beendet

Der zweite Sommer nach meinem Unfall war anders.
Zunächst fuhr ich in mein eigenes Landhaus, Ödenkirchen, in der Nähe von Wien, wo ich zwei Wochen mit Freunden verbrachte.
Ödenkirchen liegt einsam mitten im Ernstbrunner Wald.
Ich habe es im Erbweg von meinem Vater erhalten.
Auszugsweise möchte ich folgende Bemerkungen aus dem Geschichtswerk "Darstellung des Erzherzogtumes Österreich unter der Enns" vom Jahr 1835, die Ödenkirchen betreffen, anführen:
"Das im Walde gelegene Haus wird von den Landleuten die öde Kirche genannt, und gehört als Eigentümer dem Grafen von Hardegg, nebst einem Theil des

Waldes; dieses ist ungemein anmutig in der Mitte des Waldes auf einen freuen Platz situiert und machte früher die Wohnung von zwei Einsiedlern aus, von denen der letzte in Enzersdorf im Jahre 1801 begraben wurde.
Auch stand eine kleine Kirche dabei, den Heiligen Pestpatron Rochus und Sebastian geweiht, welche von vielen Wallfahrern aus allen Gegenden besucht wurde; das Kirchlein wurde im Jahre 1803 abgetragen und das Jägerhaus erbaut."
Meine Urgroßmutter hat Ödenkirchen zu einem kleinen Jagdschloß ausgebaut, und ich habe es zu einem bequemen Landhaus umgebaut.

In diesem Sommer besorgte ich mir ein Leihauto, weil ich herausfinden wollte, ob ich schon Auto fahren kann. Es ging auf Anhieb gut, und so fuhr ich mit maximal 40 kmh über die in diesem Teil Niederösterreichs wenig befahrenen Landstraßen.
Ich fühlte mich königlich.
Ich begann kleine Besorgungen zu machen. In die Apotheke oder zum Greißler. Ich besuchte meine Nachbarn. Alle freuten sich, wenn sie mich sahen, und ich vergaß oft für Stunden meine Behinderung.
Mitte Juli reiste ich nach Murau.
Es herrschte leise Aufbruchsstimmung und nicht mehr die schiere Verzweiflung vom vorigen Sommer.
Im Schloßhof warteten nicht mehr die zwei kräftigen Steirer mit der Sänfte auf mich. Ich konnte munter allein die Stockwerke zu unserer Wohnung im Schloß hinaufgehen. Ich war so glücklich darüber.
Mein neues Auto, ein Audi 80 Automatic, war ange-

kommen. Ich unternahm täglich kleine Ausfahrten. Sogar auf die Turracher Höhe bin ich gefahren und habe von unten den Steilhang betrachtet, auf dem das Unglück geschah.
Es war ein ungewöhnlich heißer Sommer. Selbst im sonst kühlen und regnerischen Oberen Murtal flirrte die Luft vor Hitze. Trotzdem fuhr ich täglich zum Gestüthof, um auszureiten. Die Wiesen blühten, und das Heu duftete köstlich, wenn es gemäht wurde. Die Mur führte etwas weniger Wasser als sonst. Ich ritt an den Teichen unserer Fischzucht vorbei. Die jungen Forellen hüpften nach Fliegen, sie glänzten für Sekunden in der prallen Sonne, bevor sie klatschend auf die Wasseroberfläche zurückfielen. Auf den Dämmen zwischen den Teichen weideten Schafe unter einer Reihe junger Vogelbeerbäume, die noch wenig Schatten spendeten. Im Herbst würden sie wieder leuchtend rote Beeren tragen. Ich war beglückt über jede Einzelheit.
Wenn ich nach Hause kam, genoß ich die sommerliche Kühle, die von dem alten Schloßgemäuer abstrahlte. Das kann nur ein altes Haus.
Murau ist schön wie immer, die Landschaft ist ruhig und sicher. Da ist kein Strich zuviel. Ein Höhepunkt an Ästhetik.
Ich spüre neues Leben. Es besteht nicht aus Großartigkeiten, sondern ich entdecke in Kleinigkeiten das Großartige. Das befreit mich und stärkt mein Selbstbewußtsein. Mein Selbstbewußtsein war zerstört gewesen. Zerstört durch einen Unfall, den ich lange Zeit weder begreifen, noch akzeptieren konnte. Namenlos war das Gefühl der Ungerechtigkeit. Namenlos war

zeitweise mein Zorn über den Unfall, mein Unverständnis, meine Kränkung. Ganz langsam begann meine Genesung.
Und das jetzt ist die letzte Etappe meiner Gesundung.
Ich fühle es deutlich.
Als erstes meldeten meine körperlichen Funktionen ihren Anspruch auf Gesundung an. Dann hörte meine Seele auf zu weinen, und jetzt lacht mein Geist.
Er ist wieder wach in meinem unverletzten Kopf, und langsam begreife ich, welch Geschenk ich erhalten habe.

Erholt und erfrischt, wie nach einer langen Ruhephase, belächelt mein Geist meinen behinderten Körper.
Noch weiß ich nichts Rechtes mit ihm anzufangen.
Träume und Visionen halten mich immer noch gefangen, und meine Behinderung ist noch zu störend, als daß ich sie ganz wegstecken könnte.
Aber eines Tages werde ich sie ganz wegstecken. Es gibt ein Bild im Turracher Forsthaus, das ich besonders liebe. Es hängt im Speisezimmer, und bei jeder Mahlzeit lacht es mich an. Es stellt einen älteren Mann dar, der mit einer Beinprothese aus Holz so fröhlich tanzt wie kein Gesunder. Er schwingt seinen Holzfuß in die Luft, klatscht dabei in die Hände und lacht und lacht. . . . Ein Bild der Lebensfreude - trotz oder wegen der Behinderung?
Auch für mich wird der Tag kommen, an dem mein Hatschen oder meine ungeschickten Hände so selbstverständlich für mich sein werden wie ehedem Tiefschneefahren oder Dressurreiten. Es wird der Tag sein, an dem ich darüber Witze mache. Dann werde ich

selbstbewußter sein. Mein Geist wird über meine Behinderung lächeln. Sie wird nur jenen Grad an Aktualität haben, als ich es bewußt zulasse. Die Lebensfreude wird trotz oder wegen der Behinderung zurückgekehrt sein. Sie wird plötzlich da sein; umfassender und überschäumender als je zuvor, denn wie eine Ertrinkende habe ich ja dieses rettende Ufer erreicht, und jetzt kralle ich mich darin fest. Allerdings wird die Natur das Geheimnis der wiedererwachten Lebensfreude nicht so schnell preisgeben: Das Geheimnis, wem oder welcher Tatsache ich sie verdanke. Die Nachvollziehbarkeit von Wechselwirkungen und Rückkoppelungen in chaotischen oder lebendigen Systemen ist ja bekanntlich nicht durchführbar. Daher wird meine wiedererlangte Lebensfreude das Geheimnis meines "Menschlich-Seins" bleiben, denn das Menschliche ist nicht berechenbar, weil es nicht linear oder chaotisch im Sinne der Theorie des nichtlinearen Chaos ist. Wieder staune ich über die Gesetzmäßigkeiten der Natur und fühle mich einmal mehr eingebunden in den Kosmos.
Ich weiß jetzt, daß meine Rehabilitation niemals zu Ende sein wird. An irgendeiner Funktion werde ich immer arbeiten müssen. Aber das muß ein gesunder Mensch ebenso. Es sind nur graduelle Unterschiede, die eine Behinderung sichtbar machen oder nicht.

Gegen Ende des Sommers fuhr ich zur Durchuntersuchung nach Innsbruck. In der Computertomographie saß ein gemütlicher Tiroler Arzt. Er muß etwas von meinem erholten Geist geahnt haben, denn bei der Begutachtung der einzelnen Gehirnschnitte, die er kollegialerweise mit mir durchführte, meinte er: „Ein Gehirn wie ein junges Käibl!" – „Sie entschuldigen meine ländliche Ausdrucksweise, aber da ist wirklich keine einzige Verkalkung oder altersentsprechende Veränderung zu sehen."

Ich schwieg; was hätte ich auch sagen sollen.

Langsam begreife ich, daß mein gesunder Kopf ein unendliches, ein kosmisches Geschenk ist.

Die Stelle, wo das Rückenmark durch den frakturierten Wirbel komprimiert worden war, präsentiert sich gut strukturiert. Es besteht Anlaß zur Hoffnung, daß sich mein Zustand auch weiterhin bessern wird. Das motiviert mich in schwindelnde Höhen. Nach der Computertomographie ging ich zum dortigen berühmten Neuro-Orthopäden. Nach einer längeren Wartezeit kam er braungebrannt und voll frischer Luft ins Zimmer. Er hatte eine Bergtour gemacht – die Innsbrucker Berge luden an diesem herrlichen Herbstvormittag förmlich dazu ein – und sah seinen ersten Patienten, nämlich mich, zu Mittag. Ich beneidete ihn. Wie oft hatte ich dasselbe gemacht und mir dabei als Ausrede gedacht, ich könne so besser etwas von meiner unbeschreiblichen Gesundheit auf den Patienten übertragen.

Nun saß ich als Patientin vor so einem braungebrannten Frischluft-Arzt. Er übertrug keine Gesundheit auf mich, nur Wehmut. Wehmut über mein verlorengegangenes Paradies.

Nach wie vor hatte ich peinigende Schmerzen im linken Oberarm und in der rechten Hüfte.

Es konnte aber nichts Greifbares gefunden werden. Um mich abzulenken, begann ich eine Konversation

Zwischen der Hinterwand des Wirbelkörpers C5 und dem abgehobenen Periost und hinteren Längsband war eine stellenweise ca 3. mm hohe Hämatomschichte vorhanden. Sie wurde mit dem Rongeur entfernt. Weiter cranial und caudal war das Periost nicht mehr wesentlich abgehoben. Das hintere Längsband wird vorsichtig gespalten um zu prüfen, ob ein epidurales Hämatom vorhanden ist. Es war ebenfalls nicht der Fall. Die Tatsache, daß zwischen dem hinteren Längsband und dem Duralsack praktisch keine Blutgefäße vorhanden waren, paßt zum Bild der vorbestehenden Spinalkanalstenose.
Freilegen des rechten Beckenkammes in typischer Weise. Entnahme eines 3 cm langen und 1 cm tiefen Vollspanes. Damit der Span, der dorsal etwas länger ist als ventral, eingesetzt werden kann, muß die Intervertebraldistanz C4-6 etwas erweitert werden. In die Wirbelköper C4 und C6 werden je ein 14 mm lange 3,5 Corticalisschraube eingesetzt. Anschließend kann einige Millimeter aufgespreizt werden. Der zurechtgeschnittene Span wird eingesetzt, anschließend abnehmen der Spreizzange und entfernen der Schrauben. Der Span paßt genau. Vor dem Einsetzen des Spanes war keine nennenswerte Blutung vorhanden. Beidseits vom Span sind 1 – 2 Millimeter breite Spalten vorhanden, die das Abfließen des eventuell noch austretenden Blutes ermöglichen. Stabilisierung der Spondylodese mit einer CSL Platte mit Vollschrauben. Die Schrauben halten ausgezeichnet. Die Stabilität ist gut. Kontrolle der Blutstillung: Eine cranial links noch vorhandene venöse Blutung aus der Schicht zwischen dem abgehobenen Periost und dem Wirbelkörper wird mit einer kleinen Tabotampeinlage gestillt. Die Faszia prevertebralis und das vordere Längsband werden über der Platte mit Einzelknopfnähten verschlossen. Einlegen von Redondrains in die trockene Wunde, Vereinigung der Stümpfe des Musculus omohyoideus, schichtweiser Wundverschluß.
Der Defekt am Beckenkamm wird mit einem eingefalzten Span aus der Knochenbank verschlossen. Der Span wird zusätzlich mit zwei 3,5 Coritcalisschrauben fixiert. Redons, schichtweiser Wundverschluß.
Operationsdauer 3h. 30.12.92 Prof. Dr. Magerl /wl

•••

KLINIK FÜR ORTHOPÄDISCHE CHIRURGIE
KANTONSSPITAL, ST.GALLEN

OPERATIONSBERICHT

Patientin: Schwarzenberg Therese, 1940, 1010 Wien, Rennweg
OP-Datum: 02.01.93, OP-Nummer: 0007

Diagnose: Zustand nach Luxation C5-6 mit inkompletter Tetraplegie bei Spinalkanalstenose C5-6; Zustand nach Spondylektomie C5 und interkorporelle Spondylodese C4-6

Operation: Dorsale Hakenplattenspondylodese C4-6 034.6
Operateur: Prof. Dr. Magerl
Assistent: Dr. F. Buschor, Dr. R. Ackermann
Instrumentierung: Sr. Jozica Gergorec
Anästhesie: Dr. G. Kreienbühl; Art: Intubations-Narkose OP-Zeit: 105 Saal: OP 8

Intubationsnarkose mit der Fiberglasoptik. Aus den Bronchien muß sehr viel eitriges Sekret abgesaugt werden. Bauchlage. Längsschnitt von C3 – C7, eingehend durch das Ligamentum nuchae, freipräparieren der dorsalen Wirbelelemente vom Oberrand C4 bis zum Oberrand C7. In diesem Bereich war die Muskulatur blutig imnibiert, das Ligamentum nuchae war teilweise eingerissen. Zerrissen waren auch die Kapsel und das Ligamentum flavum. Zur Sicherheit wird der Dornfortsatz C4 mit dem Bildverstärker identifiziert. Abtragen des Dornfortsatzes C5 sowie des Unterrandes des Dornfortsatzes C4. Der Dornfortsatz C6 wird an seiner Oberkante mit dem Lüer leicht angefrischt. Am Unterrand C6 werden mit der feinen abgebogenen Knochenstanze knapp medial von den Gelenksfortsätzen die Kerben ausgeschnitten. Einführen eines reinen Dissektors in die Intervertebralgelenke C4/5. Bohren und ausmessen der Schraubenkanäle, Gewinde schneiden in der üblichen Weise. Anpassen der Hakenplatte. Auf der linken Seite muß die Hakenplatte stärker gebogen werden. Anschrauben der Hakenplatte. Die Schrauben werden noch nicht festgezogen. Ausmessen der Distanz zwischen den Dornfortsätzen C4 und C6.

Schrägschnitt über der Spina iliaca posterior superior rechts, sparsames Freilegen der Außenfläche des Darmbeines und Ausschneiden eines passenden corticospongiösen Spanes mit der oszillierenden Säge. Tabotamp, transossäre Refixation der Muskulatur, Redon, schichtweiser Wundverschluß am Darmbeinkamm. Der Span wird zu einem H-span zurechtgeschnitten und unter leichter Distraktion zwischen den Dornfortsätzen C4 und 6 eingeklemmt. Dann werden die Schrauben festgezogen. Die Hakenplattenspondylodese ist stabil. Blutstillung, Redons. Vor dem Wundverschluß Kontrolle mit dem Bildverstärker, seitliches Bild mit dem Bildverstärker. Schichtweiser Wundverschluß mit teils transossärer Refixation des Ligamentum nuchae.
Operationsdauer 1h45'
Funktionelle Nachbehandlung

04.01.93 Prof. Dr. Magerl / wl

•••

PROF. DR. MED. F. MAGERL
Chefarzt
KLINIK FÜR ORTHOPÄDISCHE CHIRURGIE
KANTONSSPITAL, ST.GALLEN
5. 1. 1993

Herrn Prim. Prof. Dr. med. J. Poigenfürst
Lorenz-Böhler-Krankenhaus
A - 1200 Wien 20, Donaueschingenstraße 13

Kopien an:
Hofrat Prim. F. Pankarter; Kranken-, Heil- und Pflegeanstalten des Landes Kärnten in Klagenfurt, Abteilung für Unfallchirurgie, Klagenfurt, Österreich

Prof. Dr. med. F. Gerstenbrand; Universitätsklinik für Neurologie, Anichstraße 35, A-6020 Innsbruck, und Grinzinger Straße 72, A-1190 Wien

Dr. med. W. Köstler; Hetzendorfer Straße 100, A-1120 Wien

Fürstin Dr. med. Therese Schwarzenberg, geb. 17.2.1940, Rennweg 2, A-1010 Wien

Lieber Hannes!
Ich danke Dir für die freundliche Bereitschaft zur Übernahme der prominenten Patientin. Frau von Schwarzenberg stürzte am 28.12.92 beim Schifahren auf der Turrach und erlitt dabei eine beiderseits verhakte Luxation C5-6 mit sofortiger kompletter sensomotorischer Tetraplegie C6-7. Sie wurde mit dem Helikopter in das LKH Klagenfurt eingeliefert. Die bei der Einlieferung erhobenen Befunde sind beigelegt. Zu ergänzen ist, daß bei der Einlieferung laut Aussage von Oberarzt Dr. A. Dzino auch eine Bradycardie bestand. Prim. Pankarter hat unverzüglich die Cortisontherapie eingeleitet, die Luxation in Narkose reponiert, eine Halo-Weste angelegt und die Patientin beatmen lassen. Am Tag danach ist unterhalb des Lähmungsniveaus wieder etwas Sensibilität aufgetreten.
Auf Wunsch der Angehörigen wurde Frau von Schwarzenberg am 29.12. intubiert mit dem Ambulanzflugzeug zu uns verlegt. Bei der Einlieferung fanden wir distal von C6 teilweise Sensibilität (vgl. Bericht von Prof. Benini) und eine symmetrische komplette motorische Lähmung. Die Luxation war vollständig reponiert. In den in Klagenfurt nach der Reposition angefertigten CT waren in Höhe von C5-6 eine starke Einengung des Spinalkanals mit Abplattung des Rückenmarks und eine nicht näher definierbare flache weichteildichte Verschattung hinter den Wirbelkörpern zu sehen. Die im Segment C5-6 durch große dorsale Osteophyten hervorgerufene ossäre Spinalkanalstenose war bis zum Unfall offenbar klinisch stumm, hat aber sicher zur Schädigung des Rückenmarks beigetragen, genauso wie der an der hinteren Oberkante von C6 lokalisierte Osteophyt. Es ist anzunehmen, daß das Rückenmark über diesen Osteophyt abgeknickt wurde.
Um möglichst günstige Voraussetzungen zur Wiederherstellung der Rückenmarksfunktion und für eine unbehinderte Rehabilitationsbehandlung zu schaffen, habe ich mich zu folgendem Vorgehen entschlossen: Ventrale Dekompression und Stabilisation und in zweiter Sitzung zusätzliche dorsale Stabilisierung. Die Indikation für die Zusatzstabilisierung bilden in-

zwischen bekannt gewordene Berichte, daß bei vollständiger Instabilität auch CSL-Patten locker werden oder sogar ausreißen können.
Im übrigen haben wir uns an die Richtlinien der Tetraplegikerbehandlung gehalten, 2-stündlich umlagert etc. Das Cystofix wurde bereits in Klagenfurt angelegt.
Der erste Eingriff wurde wenige Stunden nach der Einlieferung durchgeführt und verlief so wie der zweite plangemäß (Operationsberichte sind beigelegt).
Da der Bandscheibenraum C5-6 wegen der vorbestehenden degenerativen Veränderungen sehr schmal war und eine transdiskale Dekompression deshalb nicht ratsam erschien, habe ich zuerst den Wirbelkörper C5 und die obere Deckplatte von C6 zusammen mit dem Osteophyten entfernt. Der sehr weit nach rechts reichende große C5-Osteophyt wurde weggefräst. Einsetzen eines tricorticalen Darmbeinspanes, Stabilisierung C4-6 mit einer Titan-CSL-Platte. Der Defekt am rechten Darmbeinkamm wurde mit einem Bankspan aufgefüllt. Das hintere Periost und Längsband waren abgehoben, zwischen dem Knochen und dem abgehobenen Bindegewebe befand sich etwas koaguliertes Blut. Dieser Befund entsprach der im CT sichtbaren weichteildichten Verschattung. Kein Epiduralhämatom.
Der neurologische Status war am Tag nach dem Eingriff unverändert, die Patientin konnte extubiert werden. Am darauffolgenden Tag waren im Bereiche der linken Hüftabduktoren willkürliche Muskelkontraktionen möglich. Die jetzt durchführbare genauere neurologische Abklärung ergab, daß unterhalb von C6 teilweise auch Schmerz und Temperatur wahrgenommen werden.
Am 2.1. wurde wie geplant die dorsale Zusatzspondylodese C4-6 durchgeführt und mit Titan-Hakenplatten stabilisiert. Bei der Einleitung der Narkose mußte mit dem Bronchoskop recht viel und zum Teil eitriges Sekret abgesaugt werden.
Nach diesem Eingriff war die Sensibilität unverändert, während die erwähnten willkürlichen Muskelkontraktionen zunächst ausfielen. In der letzten Nacht seien sie wieder möglich gewesen. Bei der heutigen Abschlußvisite konnte ich allerdings keine Willkürmotorik feststellen. Hingegen berichtete Frau von Schwarzenberg über in die Extremitäten einschießende elektri-

sierende Schläge. Ob das als gutes Zeichen zu werten ist?
Die Operationswunden heilen bis anhin ungestört, die Zwerchfellatmung ist gut und die Darmtätigkeit ist in Gang gekommen, so daß leichte Kost verabreicht werden konnte. Die Lungen sind basal etwas angeschoppt, jedoch ohne Anzeichen für eine Pneumonie. Unklar ist die Ursache für die etwas oberhalb das oberhalb des Nabels offenbar seit dem Unfall vorhandenen Krampfgefühle. Hinweise auf eine intraabdominale Läsion waren nicht zu finden, und der Verdacht auf Fraktur von Th12 kann meines Erachtens nicht bestätigt werden. Es handelt sich wahrscheinlich um eine alte Läsion, vielleicht auf degenerativer Basis.
Gewisse Probleme verursachte, wie üblich, die Vasomotorenlähmung. Versuche, die Patientin zur Verbesserung der Atmung im Stehbett aufzurichten, mußten wegen der damit verbundenen Blutdruckschwankungen aufgegeben werden.
In Anbetracht der neurologischen Entwicklung ist an ein inkomplettes Vorder-Seitenstrangsyndrom zu denken. Das Syndrom ist inkomplett, weil der Tractus spinothalamicus noch teilweise funktioniert. An der Entstehung des Syndroms dürfte, wie bereits erwähnt, neben der Stenose der C6-Osteophyt maßgeblich beteiligt gewesen sein.
Die kombinierte C4-6 Spondylodese ist stabil. Eine äußere Schienung der HWS wäre deshalb weder jetzt noch später während der Rehabilitationsbehandlung nötig. Für den Transport werden wir allerdings einen Kragen anlegen. Die Fäden am rechten vorderen Beckenkamm könnten am 10.1. und die am Nacken und hinteren Beckenkamm am 14.1. entfernt werden.
Lieber Hannes, ich danke Dir nochmals für die Übernahme der sehr geduldigen und kooperativen Patientin und hoffe, daß Frau von Schwarzenberg das schwere Schicksal einer motorischen Tetraplegie erspart bleibt.
Mit freundlichen Grüßen

F. Magerl

•••

NEUROLOGISCHES KRANKENHAUS
MARIA-THERESIEN-SCHLÖSSEL

An den behandelnden Arzt
BEFUNDBERICHT Wien, 11.5.1993

Sehr geehrte Frau Kollegin!
Sehr geehrter Herr Kollege!

Frau Dr. Therese Schwarzenberg, geb. 1940, war vom 15.4.1993 bis 23.4.1993 stationär an unserer Abteilung.

Diagnose: Fraktur der Halswirbelsäule mit Rückenmarkschädigung (ICD 806.0)

Anamnese:
Bei der Pat. besteht seit einem Schiunfall am 28.12.1992, wobei sie eine Luxationsfraktur im Bereich C5/C6 sowie eine Kompressionsfraktur im 12. BWK erlitt, eine Querschnittsymptomatik im Bereich C5. Die Aufnhame an unsere Abteilung erfolgte zwecks medikamentöser Therapie sowie einer intensiven physio- und ergotherapeutischen Behandlung im Rahmen der Neurorehabilitation.

Neurologischer Status:
Erhoben am 19.4.1993 von Herrn Prof. Dr. Gerstenbrand.

HN motorisch und sensibel frei, Bewegungsrichtungen des Kopfes ungestört, allerdings geringe Atrophie der Nackenmuskulatur bds.
Extremitäten und Rumpf: Atrophien Triceps, Unterarm, kleine Handmuskulatur, geringer Bizeps sowie Schultergürtelbereich, mehr auf der re. Seite, Atrophien Rücken- und Bauchmuskulatur und geringgradige Minderung des Muskelrelief Oberschenkel und Hand, schmerzhafte Bewegungseinschränkung Schultergelenk re., allerdings weitgehendst einglagig, Parese Fingerspreizen und Faustschluß mehr re., Strecken im Ellenbogengelenk re. mehr als li., Beugen im Ellenbogengelenk re. deutlich, li. nur gering, Bewegung im Schlutergelenk in allen

Richtungen re. gering, auch auf der li. Seite gute grobe Kraft Hüftgelenk, Strecken Kniegelenk verminderte Kraft, Dorsalflexion Fußgelenk re. mehr als li., gute grobe Kraft Plantarflexion Fußgelenk li., Parese auf der re. Seite doch schweren Grades, Parese der Rücken- und Bauchmuskulatur (Status Fr. Bem), die Feinmotorik re. mehr als li. an den Fingern herabgesetzt, keine wesentlichen Feinmotorikstörungen li. Zehe, deutliche re., Hyperreflexie an der li. oberen Extremität mit deutlicher Massentendenz, geringer auch re. obere Extremität bei herabgesetzter Exkursion, RPR, TSR, geringer auch BSR, Hyperreflexie PSR mit subklonischer Komponente sowie ASR herabgesetzter Exkursion mehr re., Babinskigruppe re. mehr als li. mit geringer Tendenz zum Fluchtreflex, II Rossolimo-Bechterew-Gruppe mit Rechtsakzent, Py-Zeichen an der oberen Extremität re. mehr als li. deutlich auslösbar, Muskeltonus an den oberen Extremitäten leicht herabgesetzt, geringe spastische Tonussteigerung in den Beinen mehr re., Bauchhautreflexe li. gering auslösbar, re. in der oberen und mittleren Etage deutlich herabgesetzt. Bauchdeckenreflexe nicht mit Sicherheit auslösbar, sensitätsmäßig dissoziierte Sensibilitätsstörung Mitte oberes Becken und C5, bei Intensivierung C6/C7, deutlich ausgeprägt C8 und Th1, alles mehr auf der li. Seite, Tiefensensibilität nur gering gestört, wobei nur Lageveränderung geprüft wurde, wobei bei Voruntersuchung auch eine Störung der Vibration festzustellen war, eher mehr auf der li. Seite Hinweise auf pseudoathetote Hypokinesen li. mehr als re., Dysästhesie an allen Extremitäten distalt, frontale Zeichen nicht nachweisbar, cerebelläre Zeichen nicht untersuchbar.

Diagnose: cervicale Läsionsebene mit oberer Begrenzung C5, Intensivierung bei C7, C8 unter Mitbetroffensein von Th1 mehr re. bei stärkerer Läsion des kortikospinalen Traktes re. gegenüber der li. Seite sowie stärkere Läsionszeichen des spinothalamischen Traktes li. und geringer Funktionsstörung der Hinterstrangsysteme bds. sowie Blasenstörung im Sinne einer neurogen gehemmten Blase, die aber voll kontrolliert ist, und Mastdarmstörungen.

Gegenüber dem Befund von der Transferierung nach Houston hat sich eine wesentliche Besserung eingestellt, subjektiv bestehen Schwierigkeiten beim Aufrichten, Sitzen, insbesondere unter der Verwendung des Rollstuhls kommt es zu Schmerzen im lumbalen Bereich, angegeben in der Region der Entnahme des Knochenspans sowie eine Bewegungsbeeinträchtigung im re. Schultergelenk ebenfalls durch Schmerz, ein Fluchtreflex ist nur geringgradig vorhanden, ein Krampfgefühl in beiden Beinen liegt derzeit nicht vor. Die spastische Tonussteigerung in den Beinen ist nur gering. Zu erwähnen ist eine von Frau Bem festgestellte Parese der Rücken- und Bauchmuskulatur, wodurch es zu einer raschen Ermüdung beim Sitzen kommt. Es besteht ein geringes Bedrest-Syndrom mit Symptomen einer Poyneuropathie leichten Grades, dazu eine Inaktivitätsatrophie Rükken- und Nackenmuskulatur (Desused- Atrophie).

Hilfsbefunde:
Chem. Befundprofil:
Glukose 108, Eiweiß 6,9, BUN 11,5, Kreatinin 0,54, Harnsäure 3,06, Chlorid 103, Natrium 142, Kalium 4,19, Kalzium 2,38, Bilirubin 0,45, Eisen 74, alk. Phosphatase 74, Gamma-GT 14, GOT 6, GPT 7, LDH 119, Cholesterin 247, Triglyceride 132., BSG: 2:12

Blutbild:
Leukozyten 5,0, Lymphozyten 37,9, Monozyten 6,3, Granulozyten 55,8, Eosinophile 0,7, Basophile 0,2, Erythrozyten 5,01, Hämoglobin 14,2, Hämatokrit 42,2, MCV 84,2, MCH 28,3, MCHC 33,7, Thrombozyten 269.000.
Elektrophorese: Albumin 67,6, Alpha-1 2,4, Alpha-2 8,9, Beta 10,4, Gammaglobuline 10,7.
VDRL: nicht reaktiv, HIV: negativ
Periphere Schilddrüsenparameter: TSH basal 1,19, T4 1,3. Dies entspricht einer euthyreoten Stoffwechsellage.

Therapie und Verlauf:
Unter analgetischer Therapie und intensiven physio- und ergotherapeutischen Maßnahmen (Bericht von Frau Bem, dipl. Physiotherapeutin) zeigte die Pat. einen zufriedenstellenden Fortschritt in der Neurorehabilitation.
Am 23. 4. 1993 konnte eine Entlassung in häusliche Pflege erfolgen.

Therapieempfehlung:
Sirdalud 4 mg Tbl. 1-1-0-1; Cetiprin 100 1-1-0-1; Magnerot 1-0-0-1; Temesta 2,5, mg Tbl. 1 x 1 abends, bei Bedarf eine weiter Tbl. bei Bedarf 20 Tropfen Tramal per os

Mit freundlichen Grüßen
Dr. M. Crepaz OA. Dr. M. Selim

Prim. Univ.Prof.Dr.H.Binder
Ärztlicher Direktor

•••

Institut für Computertomographie Neuro-CT
A-6020 Innsbruck, Anichstraße 35

Vorstand: Prim. Dr. A. Pallus

C T - B E F U N D
Patient: Schwarzenberg Therese Dr.
Aufnahmezahl: 00531219
Geburtsdatum: 17.02.1940
zugew. von: 16302
I-Zahl: 86/ 17..02.40
Unfall-Nr: Neurol Frauen 2
Innsbruck, am 20.09.1994, Zeit 1236

Untersuchung: CER-CT
1. CT-US am 20.09. 1994
Ohne Anwendung von Kontrastmittel:
Grenzbefund zur geringgradigen Erweiterung des Ventrikelsystems und der subarachnoidalen Räume (der Altersnorm entsprechend).
Bi-fronto-polar, links deutlicher als rechts, corticale Atrophiezonen im Sinne von Granularatrophien, am ehesten einem Zustand nach Contusion entsprechend.
Kein Hinweis auf Infarktgeschehen, kein freies Blut, keine Raumforderung nachweisbar. Auch im Bereich des occ.-cervicalen Überganges normale Verhältnisse.

Prim. Dr. A. Pallus/sa, OA Dr. U.Sailer, Dr. E.Taferner

•••

INSTITUT FÜR COMPUTERTOMOGRAPHIE
NEURO – CT
A-6020 INNSBRUCK, ANICHSTRASSE
Vorstand: Prim. Dr. A. Pallua

CT - BEFUND

Patientin: Schwarzenberg Therese Dr.
Aufnahmezahl: 00531219 I-Zahl: 86/17.02.40
Geburtsdatum: 17.02.1940 Unfall-Nr:...........
zugew. von 16302 Neurol Frauen 2
Innsbruck: am 20.09.1994 Zeit 1238

Untersuchung: HWS-CT
1. CT-US am 20. 9. 1994 - Ohne Anwendung von Kontrastmittel
Grenzbefund zur geringgradigen Erweiterung des Ventrikelzystems und der subarachnoidalen Räume (der Altersnorm entsprechend). Bi-fronto-polar, links deutlicher als rechts, corticale Atrophiezonen im Sinne von Granularatrophien, am ehesten einem Zustand nach Contusion entsprechend. Kein Hinweis auf Infarktgeschehen, kein freies Blut, keine Raumforderung nachweisbar. Auch im Bereich des occ.-cervukalen Überganges normale Verhältnisse.

2. CT-US am 20.09.1994
Untersucht wurde der Bereich HWK2 bis BWK1 en bloc.
Ohne Anwendung von Kontrastmittel:
Das Topogramm zeigt eine Streckhaltung der gesamten HWS mit operativer Fusionierung des HWK4, HWK5 und HWK6 mit implantierter ventraler Platte und dorsaler Cerclage.
Im Bereich HWK2 bis HWK4 oberes Drittel unauffällige Verhältnisse. Es kommt ein normal großer, normal konfigurierter Spinalkanal mit einem normal großen, normal konfigurierten Rückenmark (soweit dies ohne Kontrastmittel intrathecal beurteilbar ist) zum Nachweis. Kein Hindernis auf Protrusion oder Prolaps, die Wurzeln sind frei dargestellt.
Bei super-high-resolution sind die Gelenke HWK2/HWK3 und HWK3/HWK4 ankylisiert, es kommt dabei eine blasig-wabige Knochenstruktur im Sinne einer deutlichen Callusbildung, vor-

wiegend in Höhe des Prozessus articularis des HWK3, zur Darstellung.
Im Bereich des HWK4 beginnend mittleres Drittel ist eine ventrale Verplattung bis in Höhe HWK6 mit Verschraubung im Wirbelkörperbereich HWK4 und im Wirbelkörperbereich HWK6 dargestellt. Dorsal ist in Höhe des HWK4 eine Verschraubung lateral die Gelenksflächen fusionierend mit Längsplatte bis in Höhe HWK6 dargestellt. Im unteren Anteil fragliche Klemmcerclage. In diesem Bereich keine Schrauben nachweisbar. Der Spinalkanal in diesem untersuchten Bereich zeigt bis in Höhe caudale Verschraubung normal große, normal weite Konfiguration. Der HWK5 zeigt eine verheilte Wirbelkörperfraktur para-median links mit geringgradiger Verschiebung und Verkippung der Frakturfragmente, wobei der ventrale Anteil des Querfortsatzes geringgradig nach außen hin (entgegen dem Uhrzeigersinn) rotiert erscheint. Das Foramen arteriosum ist dabei nicht eingeengt. Auch im Wirbelkörperbereich HWK6 ist eine para-mediane Wirbelkörperfraktur links mit deutlicher Fraktur des Querfortsatzes und geringgradiger Einengung des Foramen arteriosum links nachweisbar. Eine wesentliche Kompression in diesem Bereich ist computertomographisch nicht nachweisbar. Die im Spinalkanal enthaltenen Strukturen in diesem untersuchten Abschnitt sind wegen starker Metallartefakte nur bedingt differenzierbar. Es ist kein sicherer Hinweis auf Kompression des Myelons gegeben. Im mittleren Anteil der untersuchten Region kann jedoch kein Rückenmark computertomographisch ohne Kontrastmittel intrathecal nachgewiesen werden. Eine Höhlenbildung im Sinne einer Syrinogmyalie ist somit nicht eindeutig ausschließbar. Eine weitere Strukturabklärung erscheint daher in diesem Bereich angebracht.
In den caudalen Abschnitten HWK6/HWK7 und HWK7/-BWK1 kommt ein normal großer, normal konfigurierter Spinalkanal zum Nachweis. Das Rückenmark ist, soweit dies beurteilbar ist, normal groß, normal konfiguriert. Kein Hinweis aur Wurzelkompression.

Prim.Dr.A.Pallus/sa ,   OA Dr.U.Sailer,   Dr.E.Taferner

•••

Glossar

Adduktoren: zur Mitte heranführende Muskeln
afferente Bahnen: (afferens: zuführend)
zum Zentralnervensystem führende Nervenbahnen
Atrophie: Muskelschwund
augmentative Neurorehabilitation:
neuer Begriff in der Neurorehabilitation
Bifurkationspunkte, Bifurkation: Gabelungspunkte
Brown-Séquard-Syndrom:
Bei halbseitiger Querschnittsunterbrechung des Rückenmarks durch Verletzungen, Tumoren oder dgl. kommt es auf der Seite der Läsion distal von der Unterbrechung zu spastischer Lähmung und Störung der Tiefensensibilität, auf der Gegenseite zu Herabsetzung oder Aufhebung der Schmerz- und Temperaturempfindung.
Die Berührungsempfindung ist meist beidseitig ungestört, gelegentliche Hyperästhesie unterhalb der Läsionsstelle.
Disästhesie-Syndrom: zentrale Empfindungsstörung
Dekubitus: Wundliegen
extendiert, Extension : Ausdehnung, Zug z. B. in Längsrichtung eines Gliedabschnitts bei Frakturen bzw. Distorsionen zur Vermeidung einer Dislokation oder als Gelenkentlastung
fibrillieren: z. B. fibrilläres Zittern:
schnell aufeinanderfolgende Kontraktionen einzelner Bündel eines Muskels
Feldenkrais-Methode: ganzheitliche Heilmethode des Bewegungsapparates nach Moshe Feldenkrais
dissipativ: zu einem offenen System gehörig
Geomantie: das Wissen von den archetypischen Energiemustern, die das Universum formen und den Raum und die Zeit strukturieren
Gin-Jin-Schizu: japanische ganzheitliche Heilmethode

Glutäalmuskel: Gesäßmuskel
Halo-Weste: Extensionsmethode für Verletzungen der Halswirbelsäule
Hippotherapie: Reittherapie
hyperextendiert, Hyperextension:
übermäßige Spannung oder Streckung
Hyperästhesie: Überempfindlichkeit, gesteigerte Erregbarkeit in Gefühls- oder Sinnesnerven, speziell gesteigerte Berührungsempfindung
Innervation: Nervenversorgung, Nervenwirkung
intubiert, Intubation:
Einführung eines Gummi- oder Plastikrohrs durch Mund oder Nase in den Kehlkopf
Läsion: Verletzung, Störung
Lioresal: muskelrelaxierendes Medikament
Löffelhand-Bewegungsmuster:
krankhaftes Bewegungsmuster der Hand
Luxationsfraktur /Luxation:
Bruch des Knochens mit Verrenkung
Mesmerismus: energetische ganzheitliche Heilmethode
myalgische Schmerzen, Myalgie: Muskelschmerzen, lokalisierte Schmerzhaftigkeit eines Muskels
neurologisch, Neurologie:
Lehre von den Nerven oder Nervenkrankheiten.
PNF-Methode;
Propriorezeptive-neuromuskuläre Facilitation: physiotherapeutische Schule deren wesentliches Kennzeichen die Bahnung von Bewegungsmustern durch spezielle Stimuli ist
tretraplegisch, Tetraplegie: Lähmung aller vier Gliedmaßen
rezidivierend: zeitweise wiederkehrend
sediert: gedämpft
Spasmus: vermehrter Spannungszustand der Muskulatur, der bei passiven Bewegungen als federnder, besonders zu Beginn der Bewegung stärker ausgeprägter Widerstand spürbar ist
Stimulans: anregendes Mittel
Trajektorien: Begriff aus der Chaostheorie
Tubus: Röhre